Klaus J. Groth · Ralph-E. Gericke

Kleb den Schmerz einfach weg

Klaus J. Groth · Ralph-E. Gericke

Kleb den Schmerz einfach weg

Die innovative Therapie mit den kinetischen Tapes

HERBIG Gesundheitsratgeber

Die Autoren und der Verlag geben die Empfehlungen dieses Buches auf Basis ihrer Kenntnisse und ihrer Erfahrung nach bestem Wissen und Gewissen. Eine Haftung der Autoren, des Verlages oder seiner Beauftragten ist ausgeschlossen.
Die Schutzbestimmungen für eingetragene Warenzeichen, Handelsnamen oder Gebrauchsnamen gelten, sofern sie in diesem Buch verwendet werden, auch dann den Bestimmungen entsprechend als geschützt, wenn sie nicht ausdrücklich so gekennzeichnet sind.

Besuchen Sie uns im Internet unter
http://www.herbig-verlag.de

3. überarbeitete Auflage 2008

© 2005 F. A. Herbig Verlagsbuchhandlung GmbH, München

Alle Rechte vorbehalten
Umschlag: Wolfgang Heinzel
Fotos: Ralph-E. Gericke
Herstellung und Satz: VerlagsService Dr. Helmut Neuberger & Karl Schaumann GmbH, Heimstetten
Gesetzt aus der 10,5/13,5 Punkt Optima
Druck und Binden: GGP Media GmbH, Pößneck
KIRA-Sports Tapes gestellt durch KIRA Taping Centre-Germany GmbH, Bargteheide, http://www.KIRA-Sportstape.com
ISBN 978-3-7766-2437-3

Inhalt

Schmerz, lass nach   **11**

Der lange Leidensweg – und die Hilfe   11
> Wachhunde der Gesundheit 12 – Millionenfache Pein 13 – Das sanfte Pflaster 14 – Ein neues Konzept 15 – Kleine Wunder 16

Wenn der Körper spricht   17
> Warum Kinder verlässliche Zeugen sind 17 – Die Geschichte von Max 18 – Max wird umgedreht 19 – Eine wunderbare Erfahrung 20

Signale des Schmerzes   20
> Frauen leiden anders 22 – Der kleine Unterschied 23

Das Medical-Taping-Concept – So wirkt das sanfte Pflaster   **26**

Beinahe ein Wunder   26
> Wer rastet, der rostet 28 – Das geht unter die Haut 28 – Die Sensoren 29 – Die Haut, unsere Verbündete 30

Die Muskeln spielen lassen   31
> Muskeln: immer paarweise im Einsatz 31 – An- und Entspannung 32 – Anliften mit dem Tape 32 – Sekundenschnelles Doping 34 – Stress abbauen 34 – Der Rücken und die Seele 36 – Rückgrat zeigen 37 – Den Schwachen stärken 38 – Schwachpunkte erkennen 38 – Aus dem Takt geraten 39 – Gelenke

Inhalt

brauchen Bewegung 40 – Ruhe bedeutet Abbau 41 – Schneller wieder fit sein 42

Alles fließt 43
Die Ströme des Lebens 44 – Wenn es eng wird im Körper 44 – Den Druck erhöhen 45

Entsorgungsbetrieb mit 24-Stunden-Service 46
Körpereigene Filter: die Lymphknoten 47 – Wasser im Gewebe 48 – Je eher, desto besser 50 – Eine Drainage anlegen 51

MTC-Kontraindikationen 52

Verbindung zur Akupunktur 53
Immer neue Entdeckungen 55

Das Tape an sich: Eigenschaften, Zuschnitt etc. 56

Wie eine zweite Haut 56
Volle Beweglichkeit trotz Tape 57 – Hau(p)tsache gut 58 – Kein Sekundenkleber 59 – Absolut nicht wasserscheu 60 – Dehnen oder nicht dehnen 61 – Eine kleine Farbenlehre 62

Reine Formsache: grundlegende Schnitte 64
Tapes richtig aufbringen 65 – Welches Tape für welchen Fall? 67 – Wenn die Haut sich rötet 68

Sonderform Cross-Taping 69
Anwendungsbeispiele 70

Kleben und kleben lassen – Die MTC-Therapie 71

Kann man sich selbst tapen? 72 – Wie lange dauert die Behandlung? 72 – In welchen Abständen sollen die einzelnen Tapes geklebt werden? 73 – Bezahlt die Krankenkasse das Taping? 74 – Wer darf nach dem Medical-Taping-Concept behandeln? 75 – Woran erkenne ich einen guten Therapeuten? 75

Der Siegeszug des sanften Pflasters 77

Was Taping mit Kinesiologie zu tun hat 78 – Was ein »Pferdekuss« alles auslösen kann 79 – Neue Möglichkeiten der Behandlung 81

Tape on Tour – Sportverletzungen vorbeugen und heilen 83

MTC hilft nicht nur Kranken 83

Radsport: Das Tape brachte Lance Armstrong nach Paris 84 - Fußball/Handball: Was die Koreaner unter den Stutzen trugen 85 – Leichtathletik: Wieder laufen lernen 86 – Vorsorge und Problemlösung kombinieren 88

Krankheitsbilder im Einzelnen: Ursachen und Hilfe 89

Von Kopf bis Fuß: Wo das Medical-Taping-Concept hilfreich ist 89

1–7 Gesamter Körper 93

Fibromyalgie 93 – Gelenkschmerzen 95 – Gelenkverstauchung (Gelenkdistorsion) 96 – Lymphödem 97 – Morbus Sudeck 98 – Multiple Sklerose 99 – Muskelfaserriss 100 – Muskelschmerzen 103 – Muskelverkrampfung 104 – Muskelverspannungen (Myogelosen) 105 – Nervenentzündung (Polyneuropathie) 106 – Nervenschmerzen (Neuropathie) 107 – Rheumatischer Formenkreis 108 – Versorgung vor operativen Eingriffen 109

Fallbericht: Hilfe für vergiftete Nerven – Die gewonnenen Jahre 110

1 Die Finger-Arm-Region 114

Daumenarthrose (Rhizarthrose) 114 – Fingergelenkarthrose 115 – Golferellenbogen (Epicondylitis ulnaris humeri) 116 – Handschmerzen (Karpaltunnelsyndrom) 117 – Tennisarm (Epicondylitis radialis humeri) 118

Fallbericht: Unerwartete Hilfe nach 40 Jahren mit offenen Beinen 120

Inhalt

2 Der Kopf 126

Beschleunigungsverletzungen der Halswirbelsäule 126 – Cluster-Kopfschmerz 127 – Gesichtsschmerzen (Trigeminusneuralgie) 128 – Kiefergelenkerkrankung (Kiefergelenkdysfunktion) 129 – KISS-Syndrom (Kopfgelenk-induzierte Symmetrie-Störung) 130 – Migräne 131 – Ohrensausen (Tinnitus) 134 – Schmerzen nach Zahn-/Kieferbehandlung 135 – Schnarchen (Schlafapnoe) 135 – Schwindel 136 – Spannungskopfschmerz 137 – Zahnschmerzen 139

Fallbericht: »Schmerzt es noch, oder klebst du schon?« 140

3 Die Schulter-Nacken-Region 146

Frozen Shoulder 146 – Impingementsyndrom (Periarthritis humeroscapularis) 147 – Muskelschmerz im Schultergelenk (Rotatorenmanschettensyndrom) 149 – Nacken-Schulter-Arm-Syndrom 150 – Osteoporoseschmerzen 151 – Schulterschmerzen (Supraspinatussyndrom, Insertionstendopathie) 152

Fallbericht: Sehnenabriss in der Schulter – Hilfe bei frischen Schmerzen 153

4 Brust und Rücken 156

Bandscheibenvorfall (Diskusprolaps) 156 – Rückenschmerzen 157 – Schmerzen der Brustwirbelsäule (BWS-Syndrom) 159

Fallbericht: Kreuzschmerzen – Endlich wieder sitzen können 160

5 Unterer Rücken 163

Hexenschuss (Lumbago) 163 – Ischiasschmerzen (Ischialgie) 164 – Kreuzschmerzen (LWS-Syndrom) 165 – Lendenschmerzen (Lumboischialgie) 166

Fallbericht: Sehnenabriss in der Wade – Eine Läuferin kehrt zurück 167

6 Die Hüftgelenk-Region 172

Beckenschmerzen (Iliosakralblockade) 172 – Blasenschwäche (Harninkontinenz) 173 – Gesäßschmerzen

(Piriformis-Syndrom) 174 – Hüftgelenkschmerzen (Coxalgie) 175 – Regelschmerzen (Menstruationsbeschwerden) 176 – Steißbeinschmerzen 178

Fallbericht: Supinationstrauma – Keine Krücken mehr dank Taping 178

7 Beine und Füße ... 181

Ballenfuß (Hallux valgus) 181 – Fersensporn (Calcaneus-Exostose) 183 – Kniegelenkschmerzen (Gonarthrose) 184 – Kniescheibenspitzensyndrom (Patellarspitzensyndrom) 185 – Knorpelerweichung der Kniescheibe (Chondropathia patellae) 186 – Schmerzende Achillessehne (Achillodynie) 187 – Sprunggelenkverletzung 188 – Unruhige Beine (Restless-Legs-Syndrom, Anxietas tibiarum) 189 – Vordere Kreuzbandplastik (VK-Plastik) 190

Fallbericht: Trotz Kniegelenkarthrose wieder auf Wanderschaft 191

Anhang 199

Gut zu wissen: Stichworte, knapp erklärt ... 199

Wer hilft weiter? Adressen für zusätzliche Informationen ... 202

Literaturverzeichnis ... 205

Schmerz, lass nach

Der lange Leidensweg – und die Hilfe

Millionen Menschen in diesem Land wachen jeden Morgen mit Schmerzen auf und gehen jeden Abend mit Schmerzen ins Bett. Der Schmerz ist ein Teil ihres Lebens geworden. Spritzen und Pillen bringen ihnen keine Linderung mehr. Sie haben bereits so gut wie sämtliche Präparate aus dem reichlich großen Angebot schmerzdämpfender Medikamente probiert, schädliche Nebenwirkungen und eventuelle Abhängigkeiten in Kauf genommen – ohne Erfolg. Dennoch nehmen sie weiter Analgetika und Tranquilizer ein. Sie sind von Arzt zu Arzt gegangen, wurden jedes Mal mit einer neuen Hoffnung getröstet – »Das kriegen wir schon wieder hin« – und jedes Mal enttäuscht.

Schmerz als Teil des Lebens?

Auf Schmerzpatienten spezialisierte Kliniken und Fachpraxen wissen: Wer zu ihnen kommt, hat häufig schon eine Odyssee hinter sich, war bereits bei zehn oder zwanzig Ärzten. Viele Menschen ertragen jahrelange Qualen in der festen Überzeugung, sie seien nicht mehr von ihren Schmerzen zu befreien. Sie haben nur ein einziges Ziel: endlich ihre Schmerzen loszuwerden.

Diesen Patienten soll das vorliegende Buch helfen. Denn viele von ihnen müssten nicht mit ihren Schmerzen leben, nicht mit den akuten und auch nicht mit den chronischen. Auch dann nicht, wenn sie bereits einen langen Leidensweg hinter sich haben.

Das Medical-Taping-Concept

Wir beschreiben in diesem Buch das Medical-Taping-Concept (MTC), die sanfte Heilmethode auf Basis des Kinesio-Tapings, die zur Befreiung vom Schmerz führt. Die Wirkung des MTC beruht auf der erprobten Art der Anlage eines scheinbar simplen Pflasters. Wie und bei welchen Erkrankungen dieses Konzept im Einzelnen hilft, darüber werden wir Sie im Laufe der folgenden Kapitel informieren.

Wachhunde der Gesundheit

Schmerzen sind niemals willkommen. Aber nicht jeder Schmerz ist gleichermaßen unwillkommen. Dennoch möchte jeder ihn gerne so rasch wie möglich wieder loswerden.

Schmerzen sind die Wachhunde der Gesundheit. Sie schlagen Alarm, wenn in unserem Körper etwas aus der Balance gerät. Darum sind diese Schmerzen »gute« Schmerzen. Niemals willkommen, aber gut. Sie geben uns die Möglichkeit, zu reagieren, etwas gegen die Ursachen zu unternehmen.

Böse Schmerzen, gute Schmerzen

Ein Wachhund, der mitten in der Nacht anschlägt, gibt nicht unbedingt Anlass zur Freude. Dennoch ist es in Ordnung, dass er uns warnt. Doch was ist, wenn dieser Hund nicht aufhören will zu bellen? Und wenn die Schmerzen nicht enden wollen, obwohl nach den Ursachen gefahndet wurde und Maßnahmen gegen die Schmerz-Auslöser bereits eingeleitet wurden? Ein scheinbar ohne Anlass bellender Hund wird schnell zum Quälgeist. Ein wahrgenommener Schmerz, dessen Ursachen bereits behandelt werden, ist biologisch sinnlos. Doch der einmal ausgelöste Alarm kann häufig nicht mehr abgestellt werden. In solch einem Fall sind anhaltende Schmerzen kein Alarmzeichen mehr, sie drängen sich unnötigerweise in den Vordergrund und werden so selbst zur Krankheit. Daher werden chronische Schmerzen heutzutage als eigenständige Erkrankung angesehen.

Millionenfache Pein
Allein in Deutschland leiden über acht Millionen Menschen an schweren Dauerschmerzen, vor allem
- im Rücken,
- im Kopf und
- in den Gelenken.

Die Schmerzen werden vielfach durch Erkrankungen des Bewegungsapparates ausgelöst, sie sind zum Beispiel Folgen von Operationen oder Unfällen.

Die Patienten, die sich wegen ihrer Schmerzen in Behandlung befinden, machen nur den kleineren Teil derer aus, die unter ständigen oder zumindest zeitweilig wiederkehrenden Schmerzen leiden. Jeder dritte Erwachsene gibt an, akut unter Rückenschmerzen zu leiden. Zehn Prozent der Erwachsenen werden von Kreuzschmerzen geplagt, zehn Prozent leiden unter Migräne, drei Prozent haben chronische Spannungskopfschmerzen.

Wo der Schmerz besonders oft sitzt

Die Ärzte tun gewiss ihr Möglichstes, um die Schmerzen und deren Ursachen zu beheben. Aber auch ihren Möglichkeiten sind Grenzen gesetzt. Und wenn sie trotz eingehender Untersuchung keine organische Erkrankung feststellen können, was sollen sie dann tun?

Dennoch sollte sich niemand mit solch einem Bescheid zufrieden geben:»Eigentlich sind Sie gesund. Ich kann nichts feststellen. Ihre Werte sind in Ordnung. Sie dürften gar keine Schmerzen haben.«

Der Betroffene aber hat die Schmerzen. Sind es »gute« Schmerzen, die ihre Funktion als Wachhund erfüllen, dann verschwinden sie, sobald ihre Ursache behoben ist. Die anderen aber, die »bösen« Schmerzen, die bleiben – hartnäckig.

Das sanfte Pflaster

Innere Blockaden aufheben

Das Medical-Taping-Concept ist eine Therapie, die innere Blockaden aufhebt und dadurch zur Schmerzfreiheit führt, sowohl bei akuten als auch bei chronischen, bei den »guten« und den »bösen« Schmerzen. Dazu bedient sich das MTC kleiner, spezieller Pflaster, der so genannten Tapes. Diese extra für das Taping entwickelten Pflasterstreifen helfen auf sehr sanfte Art, ohne jegliche Einwirkung von Chemie: Medical Taping beseitigt Schmerzen der Muskeln und Nerven, hilft aber auch bei Kopfschmerzen und zahlreichen anderen Beschwerden.

Tatsächlich hilft das Medical-Taping-Concept bei einer überraschend großen Zahl von Krankheitsbildern und Schmerzauslösern. Über die belegten Wirkungen des MTC geben wir in diesem Buch Auskunft. Sie werden erstaunt sein, wie viele und welch unterschiedliche Krankheitsbilder Sie unter dem Stichwort »Indikationen« in Kapitel 7 finden werden.

Doch mit dieser umfassenden Aufstellung sind die Möglichkeiten des Medical-Taping-Concepts noch lange nicht erschöpft. In der täglichen Praxis werden immer neue Krankheitsbilder entdeckt, bei denen MTC seine segensreiche Wirkung beweist.

Neue Möglichkeiten der Hilfe

Wir werden im Folgenden sehen, wie das Medical-Taping-Concept
- die Schmerzen nimmt,
- die Gesundheit wiederherstellt,

- neue Beweglichkeit schafft,
- die Transportwege durch den Körper frei macht,
- Sportlern hilft, ihre Leistung zu steigern,
- vorbeugend Schmerz und Pein verhindert,
- neue Lebensfreude schenkt.

Ein neues Konzept

Es ist wunderbar und doch kein Wunder. Die Wirkungsweise des Medical-Taping-Concepts ist einfach und leicht zu verstehen. Dabei werden die natürlichen Vorgänge im Körper unterstützt, sie erhalten eine Entlastung von außen. Sehr vereinfacht formuliert, entlastet MTC über die Haut unsere Muskeln und Gelenke, geben die Tapes verengte Blut- und Lymphbahnen wieder frei.

Muskeln und Gelenke entlasten

Das MTC ist ein neues Konzept. Es wurde aus verschiedenen Elementen wie den Kinesio-Tape-, Cross-Tape-, Spiraltape-, Meridiantape- oder Lymphtape-Applikationen entwickelt. Dabei werden verschiedene Materialien verwendet. Überwiegend wird mit elastischen Tapestreifen gearbeitet, die dem Patienten auf bestimmte Weise angelegt werden.

Diese erprobten Verfahren wurden in den vergangenen Jahren erweitert, verbessert und ergänzt. Somit können wir nicht mehr von einer Methode sprechen, sondern von einem neuen Konzept.

Von anderen, vermeintlich ähnlichen Anwendungsformen, grenzt sich das MTC deutlich ab. Diese Methode nimmt für sich in Anspruch, Betroffene von Schmerzen zu befreien, mit denen sie anderswo vergeblich nach Hilfe gesucht haben. Andererseits aber wissen verantwortungsbewusste Ärzte und Therapeuten, dass Behandlungserfolge auch von der Kombination verschiedener Anwendungen abhängig sein können. Mit

Erfolg durch die Kombination von Methoden

Schmerz, lass nach

MTC ist vieles zu erreichen, aber es ist kein Allheilmittel.

Die Behandlung mit Medical Taping kann Schmerzen nehmen, Heilungsprozesse beschleunigen. In vielen Fällen genügt bereits das Tapen allein, um einen positiven Prozess der Heilung in Gang zu setzen. In anderen Situationen kann das Tape nur Teil eines Behandlungskonzepts sein. Und es gibt zahlreiche Krankheiten, bei denen ein Tape gar nichts bewirken kann. Eigentlich ist das selbstverständlich.

Dennoch möchten wir an dieser Stelle ausdrücklich darauf hinweisen. Denn die Zahl der Krankheitsbilder, bei denen die Tapebänder ihre erstaunliche Wirkung entfalten, ist außerordentlich hoch. Da liegt die Verführung nahe, die Tapes als wundersame Alleskönner zu betrachten. Das sind sie nicht!

Was aber an Möglichkeiten zur Anwendung bleibt, ist verblüffend genug. Bei unglaublich vielen mit Schmerzen verbundenen Krankheitsbildern nimmt Medical Taping die Pein. Die Befreiung vom Schmerz steht an erster Stelle der Behandlungsziele. Häufig wird der Schmerz bereits in dem Augenblick aufgehoben, in dem das erste Tape aufgebracht wird.

Tapes können viel, aber nicht alles

Schmerzfrei vom ersten Augenblick an

Kleine Wunder

Warum Medical Taping die Schmerzen aufhebt, ist inzwischen zu 95 Prozent geklärt. Soweit wissen wir, warum was wie wirkt, soweit kann die verblüffende Wirkung der Kinesio-Tapes wissenschaftlich erklärt werden. Dieses abgesicherte Wissen werden wir auf den folgenden Seiten an Sie weitergeben.

Aber wir wissen nicht in jedem Fall, warum das Taping hilft. Bei den verbleibenden fünf Prozent, bei denen uns die exakte Erklärung fehlt, können wir die helfende Wirkung nur mit Dankbarkeit zur Kenntnis nehmen. Das wissen wir in den Zweifelsfällen bereits jetzt: Es sind kleine Wunder, die die heilende Wirkung verursachen. Gewiss wird man sehr bald auch diese Wunder erklären können. Zu belegen sind sie jetzt schon. In vielen, vielen Fällen.

Es ist immer so: Dem Phänomen folgt die Erklärung. Vorerst aber sollten wir auch die nicht geklärten Wirkungen dankbar annehmen. Wie ein Geschenk, das uns gemacht wird. Wer mit Schmerzen leben muss, der weiß, wie dankbar jedwede Linderung aufgenommen wird. Gleichgültig, was sie verursacht. Warum lindert bei einem Kind das Pusten auf die schmerzende Stelle den Schmerz? Ist es die Kühlung, die durch das Pusten entsteht? Oder ist es die Zuwendung, die das Kind spürt? Andererseits reiben wir auch über eine schmerzende Stelle. Das erwärmt. Und der Schmerz vergeht.

Die Hilfe wie ein Geschenk annehmen

Es ist eben nicht alles zu erklären, doch die Wirkung kann jeder ganz leicht an sich selbst beobachten.

Wenn der Körper spricht

Warum Kinder verlässliche Zeugen sind

Manchmal ist es ganz gut, wenn jemand vollkommen unbefangen – und auch ohne Vorwissen – an eine Sache herangeht. Oder an sie herangeführt wird. So, wie das bei Max der Fall war. Dessen Geschichte möchten wir an dieser Stelle erzählen. Denn Max ist ein unvoreingenommener Zeuge.

Kleine Kinder können ihre Probleme nicht mit Worten ausdrücken und sie sind durch Worte nicht zu beein-

Schmerz, lass nach

Kinder verstehen ihren Körper besser

flussen. Weil sie den Sinn der Worte noch nicht verstehen. Folglich kann der Kopf nicht die Gefühle der Kinder bestimmen. Dafür verstehen sie ihren Körper besser, viel besser als Erwachsene. Leichte Reize reichen aus, um den Körper von Kindern antworten zu lassen.

Die Geschichte von Max

Max weiß von nichts. Das ist gut so. So ist Max nicht zu beeinflussen. Max kann man viel erzählen, es macht keinen Eindruck auf ihn. Er lächelt, wenn Mama »Mama« sagt, er lächelt auch, wenn Mama »Sag mal Papa« sagt, ansonsten kann Mama sagen, was sie will, Max geht darauf nicht ein. Wie sollte er auch. Max ist erst elf Monate alt.

Ein richtiger Wonneproppen ist Max. Seine Eltern lieben ihn über alles – und verwöhnen ihn entsprechend. Wer das Kind etwas kritischer ansieht, könnte meinen, Max sei für sein Alter wohl etwas zu dick. Na ja, er wiegt fünfzehn Kilo. Papa nennt ihn liebevoll »mein kleiner Buddha«. Wahrscheinlich ist Max sowieso ein bisschen bewegungsfaul. Vielleicht stört ihn auch sein Bäuchlein. Jedenfalls mag er sich nicht auf den Bauch drehen. Und irgendwann bemerkten seine Eltern, dass die bevorzugte Rückenlage für Max zum Problem werden könnte. Wer nämlich auf dem Rücken liegt, der kann nicht krabbeln lernen. Und das sollte ein gesundes Kind lernen, wenn es an der Zeit ist.

Wenn ein Kind sich nicht richtig entwickelt

Max aber mochte das nicht lernen. Vielleicht, vermuteten die Eltern, war die vor der Geburt festgestellte Schieflage des Kindes Ursache für dieses ungewöhnliche Verhalten. Bereits damals waren sie auf mögliche spätere Probleme hingewiesen worden. Mit vier oder fünf Monaten wurde Max auffällig, die Eltern merkten, dass er sich nicht so entwickelte wie andere Kinder.

Die besorgten Eltern suchten mit Max einen Orthopäden auf, der riet zu Krankengymnastik. Zwanzig Stunden lang versuchten die Eltern bei der Krankengymnastik, Max von den Vorzügen der Bauchlage zu überzeugen, die entsprechenden Muskelpartien zu stabilisieren – es half nichts. Die Rückenlage blieb weiter Maxens bevorzugte Position.

Max wird umgedreht

Auch Wonneproppen können ihre Eltern manchmal zur Verzweiflung treiben. Die Weigerung von Max, das Krabbeln zu erlernen, ließ die Eltern allmählich verzweifeln. Als sie von Freunden hörten, bei gestörten Bewegungsabläufen würden gute Ergebnisse mit Medical Taping erzielt, waren sie verständlicherweise erst einmal skeptisch.

Waren denn schon einmal Babys oder Kleinkinder behandelt worden? War so eine Methode nicht sehr viel besser für Erwachsene geeignet? Und durfte man die zarte Kinderhaut überhaupt mit einem Tape bepflastern? Max aber ließ seinen Eltern keine andere Wahl. Er blieb auf dem Rücken liegen – und darum versuchten die Eltern, ihn mit Hilfe des Medical Tapings im wahrsten Sinne des Wortes umzudrehen.

Kann ein Kleinkind behandelt werden?

Zwei Cross-Links wurden hinter die Ohren gesetzt, zudem ein Stern auf den Rücken geklebt. Max reagierte sofort. Kaum saßen die Cross-Links hinter den Ohren, versuchte er sich auf den Bauch zu drehen. Mehr noch: Er versuchte sich hochzuziehen und lachte dabei. Hatte offenbar viel Spaß an der Bewegung.

Sofortige Reaktion auf das erste Tape

Seine Mutter sagte später: »Ich bin fast auf die Knie gefallen, als ich das sah. Es ist unglaublich, was dann innerhalb einer Woche passiert ist. Wir haben unser Kind nicht wiedererkannt.«

Die Bauchlage, die Max vor dem Taping immer sehr unangenehm war, suchte er bald darauf. Er begann zu krabbeln. Seine Mutter sagt: »Jetzt staunt er manchmal über sich selbst.« Die Eltern, die staunen auch. Über die Fortschritte, die Max macht.

Eine wunderbare Erfahrung

Die Geschichte von Max gehört zu diesen wunderbaren Erfahrungen, die der Therapeut beim Medical Taping immer wieder machen kann. Und die auch einen erfahrenen Therapeuten immer wieder staunen lassen. Wie bereits festgestellt, war Max nicht durch Worte zu beeinflussen. Aber die Sprache seines Körpers, die hat er verstanden. Erklärt man einem Erwachsenen die heilende Wirkung einer Methode oder eines Medikaments, kann allein schon der Glaube daran ein Teil des Heilungsprozesses sein. Der Placebo-Effekt ist hinreichend bekannt. Bei einem Kind aber funktioniert das nicht. Die Wirkung auf ein Kind ist unmittelbar und unbeeinflusst. Darum haben wir die Geschichte von Max dem Kapitel vorangestellt, in dem die Wirkungsweise des Medical Tapings erklärt wird.

Der Placebo-Effekt funktioniert bei kleinen Kindern nicht

Signale des Schmerzes

In nahezu jedem Gewebe finden sich Empfangsorgane für Schmerzen in Form so genannter freier Nervenendigungen. Diese Nozizeptoren nehmen Reize auf, die sowohl physikalisch – das heißt durch mechanische oder Temperaturreize – als auch chemisch ausgelöst werden können. Diese Reizungen, in unserem Fall richtiger: Störungen, werden durch Verletzungen oder Entzündungen ausgelöst.

Signale des Schmerzes

Nun ist nicht jeder Reiz auch gleichzeitig ein Schmerz. Wird ein Reiz aber zu stark, kann er als Schmerz empfunden werden. Wie fließend dieser Übergang sein kann, kann jeder an sich selbst testen. Dazu müssen Sie sich nur einmal in den Arm kneifen. Am Anfang wird nur die Berührung der Finger auf der Haut registriert. Kneifen Sie etwas fester, wird ein verstärkter Druck wahrgenommen, der sich mit zunehmendem Pressdruck zum Schmerz steigert. Was ist da passiert?

Was ist Schmerz?

Die Nervenenden geben die Signale weiter, die sie registrieren. Anfangs, bei leichtem Druck, sind es nur wenige Signale. Deren Zahl nimmt aber zu, je stärker der Pressdruck wird. Über zuleitende Fasern werden die Signale an das zentrale Nervensystem weitergegeben. Das Signal Schmerz wird unterschiedlich rasch weitergeleitet, je nach Leitung, über die es ausgestrahlt wird. Das ist wie bei Datenmengen, die je nach Empfangsart unterschiedlich rasch aus dem Internet geladen werden können. Am schnellsten transportieren die mit dem Rückenmark verbundenen, relativ dicken A-Delta-Fasern die Nachricht »Schmerz«, während sie über die dünnen C-Fasern erheblich langsamer weitergeleitet wird. Die A-Delta-Fasern transportieren nicht nur schneller, sie sind auch »feinfühliger«. Bei ihnen handelt es sich um die Nervenfasern in der Haut. Die weniger empfindlichen C-Beta-Fasern sind die Nervenfasern der Muskeln.

Wie die Signale des Schmerzes transportiert werden

In der schmetterlingsförmigen grauen Innenzone des Rückenmarks, und zwar in dem als Hinterhorn bezeichneten Abschnitt, sitzt ein wesentlicher Nachrichtenknotenpunkt. Hier werden die aus der Peripherie eintreffenden Schmerzimpulse umgeschaltet auf Nervenzellen, die sie über mehrere Zwischenstationen zu den höher gelegenen Nervenzentren weiterleiten.

Die Kenntnis um diesen Weg der Signale ist wichtig zum Verständnis dessen, was beim Medical-Taping-Concept passiert und warum die Tapes ihre verblüffende Wirkung entfalten können.

Irritation durch zusätzliche Signale

Eine der Erklärungen lautet: Die Tapes regen ein Übermaß zusätzlicher Informationen an, die über die dicken A-Delta-Fasern der Haut geleitet werden. Dieser Daten- oder Informationswust löst eine Irritation aus: Die über die weniger leistungsstarken C-Beta-Nervenfasern geleiteten Daten oder Schmerzsignale werden schlichtweg überlagert.

Darum kann beim Tapen der Schmerz augenblicklich verschwinden. Seine Ursachen sind zwar noch vorhanden, aber auf seinem Transportweg gibt es einen Stau. Andere Reize drängeln sich auf der Bahn, darum kommen die Schmerzen nicht mehr an ihr Ziel – jene Gehirnregionen, in denen aus Schmerzsignalen erst der gespürte Schmerz wird.

Frauen leiden anders

Jeder leidet auf andere Weise

Klagt jemand häufiger und stärker über Schmerzen, so hat das nichts mit Wehleidigkeit zu tun. Nicht alle Menschen reagieren in gleichem Maße auf Schmerzen; jeder leidet auf andere Weise. Die Menschen unterscheiden sich in ihrem Schmerzempfinden. So erleben zum Beispiel Männer und Frauen Schmerzen auf unterschiedliche Art.

Seit die Schmerzforschung sich mit dem Schmerzempfinden der Geschlechter befasst, werden scheinbar fest gefügte Bilder auf den Kopf gestellt.

Frauen ertragen Schmerzen besser als Männer, das war so einer der alten Merksätze. Die Begründung dieser überholten These wurde dann auch gleich mitgeliefert: Weil Frauen die Schmerzen bei der Geburt erdulden

Signale des Schmerzes

müssen, hat eine gütige Natur dafür gesorgt, dass sie Schmerzen weniger stark wahrnehmen.
Tatsächlich ist eher das Gegenteil der Fall. Was die Häufigkeit und die Stärke der Schmerzen anbelangt, war die Natur wohl doch nicht so gütig. Neue Forschungen haben ergeben:
- Frauen reagieren schneller als Männer auf Schmerz, sie sagen schneller »Autsch«.
- Frauen haben eine niedrigere Schmerzschwelle.
- Frauen leiden häufiger als Männer unter Schmerzen.
- Frauen sind weniger tolerant gegenüber Schmerzen.
- Frauen erleben Schmerzen anders als Männer.
- Frauen können Schmerzen besser unterscheiden, feiner definieren.
- Frauen bezeichnen schneller als Männer Schmerzen als »unerträglich«.
- Frauen leiden häufiger an chronischen Schmerzen.

Und trotz allem: Frauen können mit ihren Schmerzen besser umgehen als Männer. Sie haben eine größere Erfahrung mit Schmerzen, sind eher bereit, darüber zu sprechen, haben die besseren Strategien zur Schmerzbewältigung. Männer hingegen versuchen eher die Schmerzen wegzustecken, sie zu ignorieren.

Frauen haben eine niedrigere Schmerzschwelle ...

... aber sie gehen besser mit dem Schmerz um

Der kleine Unterschied

Das unterschiedliche Schmerzverhalten der Geschlechter hat auch etwas mit den jeweiligen Sexualhormonen zu tun. Östrogene bei den Frauen und Testosteron bei den Männern machen auch hier mehr als nur den kleinen Unterschied. Östrogene scheinen die Weiterleitung von Schmerzimpulsen zu verstärken. Während einer Schwangerschaft kommt es zu einem Anstieg des Progesteronspiegels, der dämpfend auf das Schmerzempfinden wirkt. So bereitet sich der Körper auf die Geburt vor. Zugleich aber lassen auch Migräneanfälle während einer Schwangerschaft vorübergehend nach, und sie gehen nach den Wechseljahren deutlich zurück. Doch die Unterschiede bei der Schmerzverarbeitung sind nicht nur biologisch begründet. Soziologische Ursachen wie die anerzogene Geschlechterrolle kommen unter anderem hinzu.

Für unser Thema sind zwei Feststellungen wichtig:
- Nicht jeder empfindet Schmerz auf die gleiche Weise, die Stärke der empfundenen Schmerzen steht nicht zwangsläufig in einem definierbaren Verhältnis zu den Ursachen.
- Frauen erleben Schmerzen anders und vor allem häufiger als Männer.

Woran Frauen und woran Männer leiden

Wenn man dies weiß, erscheint es auch weniger verwunderlich, dass auch die Anfälligkeit für die verschiedenen Krankheitsmuster unterschiedlich ist. Frauen leiden häufiger an schmerzhaften chronischen Erkrankungen wie rheumatoide Arthritis, Migräne und Spannungskopfschmerz. Auch die Mehrzahl der Osteoporose-Patienten ist weiblich, und von der Fibromyalgie sind neunmal mehr Frauen als Männer betroffen. Männer leiden dagegen häufiger an Cluster-Kopfschmerz und an Schmerzen in der Brust.

Fibromyalgie

Eine Erklärung für das unterschiedliche Schmerzempfinden meint man aus der Tatsache ableiten zu können, dass neunmal mehr Frauen als Männer von der Fibromyalgie betroffen sind: Bei Fibromyalgie-Patienten löst nämlich Druck auf die so genannten Druckschmerzpunkte (Tender Points) an Muskeln und Sehnen in der Regel starke Schmerzen aus. Diese Punkte sind also besonders schmerzempfindlich. Und bei Frauen ist die körpereigene Schmerzhemmung schwächer ausgebildet, die Schmerzfühler in der Muskulatur reagieren sensibler auf Druck. Das ist vermutlich der Grund, warum Frauen abgesehen von der Fibromyalgie auch von einer ganzen Reihe anderer mit einem gesteigerten Schmerzempfinden verbundener Störungen stärker betroffen sind.

Das Medical-Taping-Concept
– So wirkt das sanfte Pflaster

Beinahe ein Wunder

Glauben heißt nicht wissen. Wissenschaft setzt nach strengen Maßstäben überprüfbare und wiederholbare Erkenntnisse voraus. Was nicht wissenschaftlich belegt ist, gilt nicht als Wissen. Und ist damit nicht zulässig? In diesem Dilemma befindet sich manch Mediziner, wenn er die phänomenalen Erfolge des Kinesio-Tapings und des daraus entwickelten Medical-Taping-Concepts bewerten soll. Belegte Tatsachen sind:

Was MTC bewirkt

- Medical Taping nimmt die Schmerzen und stellt die Bewegungsfähigkeit wieder her.
- Der Schmerz verschwindet teilweise sofort.
- Blockierte körpereigene Transportwege stellen die Signale wieder auf freie Fahrt.

Was passiert da? Das Medical-Taping-Concept nutzt die körpereigenen Heilungsprozesse. Damit nimmt es Einfluss auf das neurologische und zirkulatorische System. Die Muskulatur bewegt nicht nur Gelenke, sie beeinflusst auch die Aktivität der Venen und Lymphgefäße. Dieser Ansatz macht Medical Taping zu einem umfassenden Konzept zur Schmerzlinderung und zur Wiederherstellung der Gesundheit.

Was während des Tapens passiert und was durch das Tape ausgelöst wird, das ist zum größten Teil erklärbar und anerkannt. Aber eben nur zum größten Teil. Ein kleiner Rest ungeklärter Phänomene bleibt. Und hier setzt das Dilemma ein, das der Urologe Dr. Herbert Bliemeister, der das Medical Taping in seiner Praxis mit Erfolg einsetzt, so umschreibt: »Mein Verstand fordert: Was ich nicht weiß, muss ich glauben! Wenn ich nun weder glaube, dass etwas wirkt, noch weiß, wie es wirkt, andererseits die Wirkung als Tatsache nicht leugnen kann, was dann? Dann muss ich nicht glauben, obwohl ich nichts weiß – dann werde ich mich wundern. Und staunen. Und dankbar sein. Und mitteilen.« Der Arzt hat die Erfahrung gemacht, »dass mit der Methode manches heilbar wird, was bislang therapeutisch kaum zu beeinflussen war. Ganz simpel, sanft und ohne Nebenwirkungen – wunderbar!« Man müsse nur das Vertrauen haben, sich auf die Methode einzulassen.

»Was ich nicht weiß, muss ich glauben«

Ein solch klares Bekenntnis setzt viele positive eigene Erfahrungen voraus. Mehr und mehr Ärzte entdecken das Medical-Taping-Concept für sich. Und damit interessiert sich auch die medizinische Wissenschaft zunehmend für diese Methode.

Immer mehr Ärzte entdecken das Medical-Taping-Concept

Das Medical-Taping-Concept zeigt sich so als eine Methode aus der Praxis für die Praxis. Das ist nicht weiter verwunderlich, wenn man weiß, dass die Mehrzahl der Anwender aus der Gruppe der Physiotherapeuten kommt. Das sind überwiegend praktisch veranlagte Menschen, denen es weniger auf die theoretischen Erklärungen als vielmehr auf reale Erfolge ankommt. Und die Erfolge lassen keinen Zweifel zu. Darum setzen inzwischen auch immer mehr Ärzte – Allgemeinmediziner und Fachärzte – auf die Unterstützung durch das Tape.

Wer rastet, der rostet

Unser Bewegungsapparat leidet darunter, dass wir uns zu wenig bewegen. Muskeln, Sehnen, Bänder, Knochen, Gelenke – sie alle wollen beschäftigt sein. »Wer rastet, der rostet«, sagt der Volksmund, er meinte damit ursprünglich eher die mangelnde geistige Beweglichkeit und eine ganz allgemeine Bequemlichkeit. Als dieser Spruch geprägt wurde, hatte man mit der körperlichen Unbeweglichkeit noch kein Problem. Damals gab es noch kein Auto, keinen Fernseher, keine Waschmaschine – und damit zwangsläufig ausreichend Zwang zu nützlicher Bewegung.

Bewegungsmangel, ein Zeichen der Zeit

Heute kann der Spruch »Wer rastet, der rostet« wörtlich genommen werden. Allgemeiner Bewegungsmangel ist ein Zeichen der Zeit. Steifheit und Unbeweglichkeit sind gleichbedeutend mit Zivilisation. Rückenschmerzen, verspannte Schultern, Spannungskopfschmerz gehören in den Büroetagen zu den ständigen Begleitern des Arbeitstages.

Die ersten Voraussetzungen dazu werden bereits vom ersten Schuljahr an geschaffen. Schon bei den Schulkindern werden erhebliche Haltungsschäden festgestellt. Später wachsen sie sich aus zu Schmerzen im Bewegungsapparat. Wer sportlich aktiv ist, kann das Problem hinauszögern, verhindern kann er die Entwicklung jedoch häufig nicht.

Das geht unter die Haut

Unser größtes Organ

Die Haut vermittelt zwischen der Außenwelt und dem Körper. Über dieses unser größtes Organ erhalten wir ständig unzählige Signale. Die Haut produziert unablässig Hormone, sie aktiviert unsere Immunzellen. Auf ihr spiegelt sich unsere allgemeine Verfassung wider, sie zeigt unsere aktuelle Gemütslage an, wenn wir erbleichen oder erröten. Die Haut ist eine feinfühlige Klimaanlage. Permanent registriert sie die Außentemperatur und stellt sich im Dienste unseres Wohlbefindens darauf ein. Bei sinkender Temperatur wird der Wärmeverlust reduziert, indem sich die Blutgefäße verengen. Entsprechend erweitern sie sich, wenn die Temperatur ansteigt.

Die Haut, eine Klimaanlage

Das Blutadernetz der Haut kann bis zu 50 Kilometer lang sein.

Auf nur einem Quadratzentimeter (!) der Haut sind untergebracht: fünf Haare, 25 Tastkörper (Sensoren), zwei Wärme- und zehn Kälterezeptoren, 20 Talgdrüsen, 100 Schweißdrüsen, 200 Schmerzkörperchen. Mal abgesehen davon, dass sie bei dieser Höchstbelastung auch noch gut aussehen soll: Unsere Haut ist ausgesprochen tüchtig.

Die Sensoren

All die phänomenalen Eigenschaften der Haut macht sich das Medical-Taping-Concept zu Nutze.

Die Elastizität der Tapes und die Richtung, in der sie geklebt sind, reizen die Sensoren (Rezeptoren) oder Tastkörper in der Haut. Damit nehmen sie Einfluss auf die Funktion der Muskeln, der Gelenke, des Lymph- und des analgetischen (schmerzstillenden) Systems.

Tastkörper

Drei Gruppen von Sensoren werden unterschieden:
- Die Extero(re)zeptoren liegen hauptsächlich in der Haut. Bei ihnen handelt es sich um nicht beschichtete Nervenenden. Oberflächlich platziert, haben sie die Aufgabe, Umweltreize zu registrieren und weiterzuleiten.
- Die Proprio(re)zeptoren liegen im Gewebe, ihre Aufgabe ist es, über Haltung und Bewegung des Körpers zu informieren. Entsprechend sind sie überall dort zu

finden, wo Bewegung ist: in Muskeln, Sehnen, Bändern, Gelenken und im Gleichgewichtsorgan.
- Die Intero(re)zeptoren befinden sich in den inneren Organen (Herz, Lunge, Magen-Darm-Kanal, Nieren usw.). Sie regulieren die vegetativen Funktionen im Körper.

Die Haut, unsere Verbündete

Das Medical-Taping-Concept arbeitet mit Reizen und Signalen, jede Form von Sensoren hat also ihre Funktion bei dieser Methode. An dieser Stelle aber geht es vorerst um die Tastkörper der Haut. Sie sind unsere ersten Botschafter. Unsere Haut ist viel mehr als nur die Hülle unseres Körpers. Beim Medical Taping ist die Haut unsere Verbündete.

Hilfe über die Haut
- Die Signale der Tapes werden über die Haut geleitet.
- Die Tapes heben die Haut an und geben damit den zirkulatorischen Systemen freie Bahn.
- Die Hautsignale reduzieren die Schmerzsignale.
- Über die Haut entlasten die Tapes die Gelenke und stellen damit die Beweglichkeit wieder her.

Ein wirkungsvolles Tape geht eine innige Verbindung mit der Haut ein. Bei Verkürzung der beklebten Region hebt sich das Tape leicht wellenförmig an. Dadurch kommt es bei jeder Bewegung zu einer Hautverschiebung, die wie eine leichte Massage wirkt. Und das über 24 Stunden am Tag! Bei jeder Bewegung tut sich in dem mit einem Tape versehenen Bereich etwas. Was da passiert, merken wir nicht, aber wir spüren die Auswirkungen.

Eine Dauermassage

Und das passiert unter der Einwirkung des Tapebandes: Die Zirkulation wird deutlich erhöht, der Durchfluss enorm gesteigert. Das gilt für das lymphatische System sowie für die gesamte Durchblutung.

Die Muskeln spielen lassen

Bodybuilder sind mit ihren Muskeln auf Du und Du. Und wenn es schön unter der Haut spannt, sind sie ganz verliebt in ihre Muskeln. Jeden einzelnen kennen sie. Jeden?

Unsere Knochen sind über die Sehnen mit mehreren hundert Muskeln verbunden. Auch solchen, die sich nicht eingeölt ins Rampenlicht setzen lassen. Die Muskulatur hat eine entscheidende Stützfunktion im Körper. Auch wenn man bei den folgenden Begriffen bestimmt nicht in erster Linie an sie denkt: Auch Entspannung und Energie sind Sache der Muskeln. Unsere Muskulatur

- sorgt für Bewegung,
- hält den Körper aufrecht,
- entlastet Knochen und Gelenke,
- ist Sitz eines großen körpereigenen Wärmekraftwerks.

Die Aufgabe der Muskeln

Man muss folglich kein Bodybuilder sein, um zu wissen, was man an seinen Muskeln hat.

Oder auch nicht. Denn wer so vieles können muss, ist auch anfällig für Schäden. Auch wenn die Muskeln häufig nicht als Erste unter Verdacht geraten: Sie sind vielfach verantwortlich für Beschwerden an den Gelenken oder der Wirbelsäule.

Muskeln: immer paarweise im Einsatz

Kein Gelenk kommt ohne Muskel aus. Oder richtiger: ohne Muskeln. Denn jedes Gelenk benötigt zwei Muskeln. Sie arbeiten zusammen. Während der eine anspannt, muss der andere entspannen. Nur in diesem Wechsel funktioniert Bewegung. In der Regel ist es eine ganze Muskelgruppe, die diese Arbeit verrichtet.

Anspannen und entspannen

Vorausgesetzt, die Muskeln sind gesund. Denn nur ein gesunder Muskel kann im Wechsel an- und entspannen, sich zusammenziehen und wieder locker lassen. Ein geschwächter Muskel aber kann diese Arbeit ebenso wenig leisten wie ein Muskel in Dauerspannung. Medical Taping entlastet den geschädigten Muskel. Je nach Anbringung des Tapes wird eine tonisierende (Tonus = Spannung) oder detonisierende Wirkung erzielt. Dabei wird die Spannung der Muskeln nach oben oder nach unten reguliert und so die verloren gegangene muskuläre Balance wiederhergestellt.

Die muskuläre Balance wiederherstellen

An- und Entspannung

Welche Wirkung erreicht werden soll, entscheidet über die Ziehrichtung des Tapes. Wird das Tape mit seiner Ziehkraft in der Wirkrichtung der Muskulatur angelegt, wird eine anspannende Wirkung auf die unterliegenden Muskelfasern ausgeübt. Wird die Ziehkraft des Tapes entgegen der Wirkrichtung der Muskulatur angelegt, wird eine entspannende Wirkung auf die unterliegenden Muskelfasern ausgeübt.

Durch diese an- oder entspannende Wirkung des Tapes ist der Muskel ohne sein Dazutun einem permanenten Stretching ausgesetzt. Muskeln mögen so etwas. Es fördert ihre Regeneration nach einer Erkrankung.

Permanentes Stretching

Anliften mit dem Tape

Muskeln brauchen Bewegung. Davon hängt die Durchblutung ab. Ein angespannter Muskel in Aktion braucht Kraft, das setzt einen erhöhten Stoffwechsel voraus. Der wiederum ist von der Durchblutung abhängig. Wie viel Blut transportiert werden kann, das hängt von den feinen Kapillaren ab, die die Muskeln durchziehen.

Die Muskeln spielen lassen

Diese feinsten Äderchen sorgen für einen flächendeckenden Transport bis in den hintersten Winkel. Je kräftiger der Muskel über einen bestimmten Zeitraum bewegt wird, desto stärker steigt die Durchblutung an. Vorausgesetzt, der Muskel ist gesund und unbeschädigt. Wurde ein Muskel zu stark beansprucht, kann es zu Stauungen kommen. Solche Reaktionen sind allgemein als Entzündungen bekannt. Die Durchblutung im Muskel ist gestört.

Wenn die Durchblutung gestört ist

Hier hilft das Tape im Zusammenspiel mit der Haut. Die Haut wird zugleich mit den darunter liegenden Gewebestrukturen angeliftet. Das schafft Platz für die in Bedrängnis geratenen Kapillaren. Damit kann die Durchblutung wieder aktiviert und der Heilungsprozess deutlich beschleunigt werden. Der Schmerz lässt nach und beim Tape-Wechsel nach sieben Tagen sind die Fortschritte der Gesundung deutlich erkennbar.

Die rasche Schmerzfreiheit hat einen dauerhaften Vorteil. Ohne Bewegung vernarbt oder verklebt heilendes Gewebe. Dies kann zu späteren Störungen oder Stauungen führen. Es kann also nicht im Interesse des Betroffenen sein, wenn nur der Schmerz besänftigt wird, der Heilungsprozess aber bei größtmöglicher Schonung stattfinden soll. Wer Schmerzen hat oder befürchten muss, wird sich zwangsläufig vorsichtiger oder möglichst gar nicht bewegen. Auf jeden Fall wird er alles unterlassen, was neuerlichen Schmerz auslösen könnte. Durch die baldige Schmerzfreiheit beim Medical-Taping-Concept dagegen wird sich der Betroffene bald wieder ohne Einschränkung bewegen. Und das ist vorteilhaft für die Heilung, denn, wie bereits festgestellt: Muskeln brauchen Bewegung.

Schmerzfreiheit bewahrt vor falscher Schonung

Sekundenschnelles Doping

Wo sensible Tastkörper oder Sensoren darauf ausgerichtet sind, fortlaufend Signale zu empfangen, da gehen nicht nur positive Signale ein. Es gibt auch störende Signale. Sie werden als Stress empfunden.

Stress hat gute Seiten ...

Stress an sich, das ist seit langem bekannt, ist nicht schädlich. So wie auch der Schmerz an sich nicht schädlich ist. Alles hat seinen guten Sinn. Im Falle des Stresses ist der gute Sinn die Vorbereitung des Körpers auf eine plötzliche, unmittelbare Flucht. Der Stress ist Alarmzeichen und sekundenschnelles Doping gleichzeitig. Das Stresshormon Adrenalin puscht den Körper hoch, die Blutgefäße verengen sich. Innerhalb von Sekunden schießt mehr Blut in das Gehirn und in die Muskeln. Gleichzeitig werden die Muskeln unwillkürlich angespannt. Der Stress schaltet den Körper auf Höchstleistung: schneller denken und schneller rennen können unter Umständen über Leben oder Tod entscheiden.

Das ist der gute Sinn des Stresses. Oder muss man richtiger sagen: war der gute Sinn? Wir leben nicht mehr in der Savanne. Der zivilisierte Mensch rennt nicht mehr weg, wenn eine Gefahr droht. Jedenfalls in der Regel nicht. Stress erleben wir am Arbeitsplatz, wenn der Chef meckert, auf der Autobahn, wenn ein Drängler zu nahe auffährt oder es im Stau gar nicht vorangehen will,

... und Stress ist auch Angst und Wut

im Fernsehen, wenn ein Politiker wieder einmal etwas von sich gibt, womit man überhaupt nicht einverstanden sein kann. Stress ist nicht nur plötzliche Lebensgefahr, Stress ist auch Angst und Wut.

Stress abbauen

Die Stresssituationen, denen der moderne Mensch größtenteils ausgesetzt ist, sind keine Situationen, in denen man fortlaufen kann. Im Gegenteil: Man muss

Die Muskeln spielen lassen

schön sitzen oder stehen bleiben. Und das ist gar nicht gut. Denn in unserem Körper passiert bei Stress immer noch dasselbe wie zu der Zeit, als unsere Vorfahren durch die Savanne zogen. Nur: Indem sie wegrannten, bauten sie die Stresshormone wieder ab. Der Stress hatte seine Pflicht getan und war verschwunden, wenn er nicht mehr gebraucht wurde.

Wie gesagt, der zivilisierte Mensch rennt nicht davon. Und wird deshalb seine Stresshormone nicht so ohne weiteres los. Wir arbeiten diese Hormone nicht mehr durch Bewegung ab. Da sie aber irgendwie entsorgt werden müssen, übernehmen unsere inneren Organe diese Aufgabe. Das ist für sie äußerst anstrengend und stört die körperliche Balance.

Stresshormone wieder abbauen

Auch die in der Stresssituation angespannten Muskeln finden nicht automatisch in den Zustand der Entspannung zurück. Werden Angst oder Wut zum Dauerzustand, bleiben auch die Muskeln angespannt. Das Gehirn kann zum Schutz solcher Muskeln eine Sicherung eindrehen: Entweder schaltet es einen solchen Muskel ab oder es versetzt ihn in Dauerspannung. Beides beeinträchtigt die Funktion des Muskels, die ja gerade im Wechsel zwischen An- und Entspannung besteht.

Wie Stress auf die Muskeln wirkt

Wer seinem Körper beim Abbau der Stresshormone helfen möchte, verschafft ihm Bewegung.

Wer dazu nicht in der Lage ist, gönnt seinem Körper eine Atempause.

Im Grunde sind beides natürliche Reaktionen zum Stressabbau. Auch ein Tier legt nach einer schnellen Flucht eine Verschnaufpause ein, in der sein Körper wieder zur Ruhe kommen kann.

Nur der Mensch verlangt von sich, nach einer Stresssituation so weiterzumachen, als sei nichts geschehen.

Der Rücken und die Seele

Gerät der Körper durch nicht abgebauten Stress aus der Balance, wirkt sich das schädlich auf die Muskulatur aus. Rückenschmerzen müssen nicht durch zu schweres Heben oder eine Verkühlung ausgelöst sein. Scheinbare Beschwerden der Gelenke oder der Wirbelsäule gehen nur selten unmittelbar von dem Knochengewebe dieser Bereiche aus.

Eine verkrampfte Rückenmuskulatur spiegelt ebenso wie Verspannungen der Schulter oder des Nackens eine seelische Irritation wider. Heben oder Verkühlen können die letzten Auslöser sein. Der Rückenmuskel, um bei diesem Beispiel zu bleiben, war jedoch bereits zuvor geschwächt. Durch eine nicht bewältigte seelische Belastung, durch nicht abgebauten negativen Stress.

Zeichen negativer Anspannung

Schmerzhafte Verspannungen im Bereich des Rückens, der Schulter oder des Nackens sind ein Zeichen negativer Anspannung. Das können die Reste einer nicht abgebauten Stresssituation sein, eine Ansammlung ständig wiederkehrender negativer Stressfaktoren, eine falsche Sitzhaltung oder ein permanent gebeugter Gang. Bei Letzterem schließt sich wieder der Kreis. Meist neigen furchtsame oder ängstliche Menschen zu dieser fehlerhaften Körperhaltung, weil sie sich unwillkürlich wegducken wollen, indem sie den Kopf zwischen den Schultern einziehen.

Medical Taping löst derartige An- oder Verspannungen auf, indem es für eine bessere Versorgung der geschwächten Muskeln sorgt. Die Herstellung der Balance zwischen An- und Entspannung ist Auftrag und Ziel der Behandlung.

Rückgrat zeigen

Warum sind ausgerechnet im Bereich des Rückens seelische Verspannungen so überaus deutlich – und zumeist auch außerordentlich schmerzhaft – zu spüren? Ausgerechnet dort, wo nichts als Knochen, Knorpel, Sehnen und Muskeln sind, soll sich die Seele so stark spiegeln?

Ja, genau dort! Denn unser Rückgrat ist viel mehr als das Zusammenspiel von Knochen und Knorpel. Alle Nervenleitungen des Körpers kommen im Rückgrat zusammen und führen von dort in sämtliche Körperbereiche. Auf die Sprache der Informations-Technologie übertragen heißt das: Im Rückgrat werden die leistungsstarken Glasfaserkabel gebündelt und neu sortiert. Alles, was an Informationen von Kopf bis Fuß transportiert wird, nimmt den Weg über das Rückgrat. Wird diese Leitung gestört, gerät der Informationsfluss ins Stocken.

Wo alle Nervenleitungen zusammenkommen

Es ist also angebracht, das Rückgrat etwas differenzierter zu sehen. Die einzelnen Wirbel und Knochen werden durch Bänder und Muskeln gehalten. Sind diese Muskeln gesund, können sie ohne Anstrengung an- und entspannen sowie die Wirbel bewegen und halten, ohne dass uns dies bewusst würde. Aber das ist ja häufig so: Erst wenn der Schaden eintritt, erkennt man die Vorzüge des Regelfalls.

Kann einer der beiden Muskeln eines funktionellen Paares seine Aufgabe nicht richtig erfüllen, kommt es zu Haltungsschäden. Eine gekrümmte Wirbelsäule oder ein Beckenschiefstand sind überwiegend die Folge eines schwachen oder überspannten Muskels. Die beiden Muskeln sind nicht mehr im ausbalancierten Gleichgewicht miteinander. Weil der eine zu wenig leistet, muss der andere zu viel leisten.

Weil ein Muskel zu wenig leistet, muss der andere zu viel leisten

Den Schwachen stärken

Der Schwache muss gestärkt werden, damit der Starke entlastet wird. Dies ist kein Lehrsatz aus einem Ökonomie-Lehrbuch. Zwar könnte er ebenso gut von einem Wirtschaftswissenschaftler stammen, in diesem Fall aber beschreibt er einen Grundansatz des Medical-Taping-Concepts.

Mit dem Tape die Ver- und Entsorgung fördern

- Durch eine verbesserte Ver- und Entsorgung wird der geschwächte Muskel wieder aufgebaut und durch das Tape in seiner Funktion unterstützt.
- Der Muskel wird einem ständigen Massagereiz ausgesetzt.
- Indem der Durchfluss des lymphatischen Systems verbessert wird, wird der Muskel gründlicher von Schlacken gereinigt.
- Der Muskel wird reichlicher versorgt, indem die Durchblutung gefördert wird.

Zwei Muskeln sind die Minimalvoraussetzung für jede Bewegung. Meist aber sind es ganze Muskelgruppen, die zusammenarbeiten, das heißt gemeinsam an- oder entspannen. Ist der Muskel gesund, verrichtet er diese Arbeit ohne großes Aufheben. Er funktioniert einfach.

Nicht erkannte Muskelschwäche

Die Probleme tauchen dann auf, wenn er einmal nicht funktioniert. Meist wird die langsam einsetzende Schwächung eines Muskels anfangs nicht bemerkt. Im fortgeschrittenen Stadium wird sie dann erkennbar, weil sich in der Regel eine geringfügige Muskelschwäche im Laufe der Zeit zu einer immer stärker ausgeprägten weiterentwickelt.

Schwachpunkte erkennen

Häufig sind weder die Ursache noch der Auslöser dort zu finden, wo es schmerzt. Der muskuläre Gegenspieler kann an einer vollkommen anderen Stelle sitzen als dort, wo er vermutet wird. So werden Rückenschmerzen beispielsweise häufig durch einen abgeschalteten Bauchmuskel verursacht. Auch im Zusammenspiel zwischen Hals- und Nackenmuskulatur kann so etwas vorkommen. Eine schlechte oder fehlerhafte Körperhaltung hat seltener etwas mit dem Knochenbau zu tun, als viele meinen. Sehr häufig sind es die Muskeln, die nicht richtig mitspielen. Sie sind entweder nach einer Dauerbelastung abgeschaltet oder geschwächt. Folgende Fehlhaltungen deuten zum Beispiel auf abgeschaltete Muskeln hin:

Fehlhaltungen

Ein Hohlkreuz als Folge einer Schwächung
- der Bauchmuskeln,
- des Gesäßmuskels (Piriformis),
- des Beugemuskels im Oberschenkel.

Schiefe Schultern als Folge einer Schwächung
- der Hals- und Nackenmuskeln,
- der oberen Kapuzenmuskeln (Trapezius-Muskeln),
- des breiten Rückenmuskels (Latissismus dorsi),
- des mittleren Gesäßmuskels.

An dieser kleinen Aufstellung wird deutlich, wie kompliziert und weit verzweigt das Zusammenspiel der Muskeln sein kann.

Wie mit dem Medical-Taping-Concept die geschwächten Muskeln im Einzelfall unterstützt werden können, wird in der Auflistung der Indikationen in Kapitel 7 beschrieben: Dort finden Sie die Körperregionen, in denen das Medical-Taping-Concept Hilfe bringt.

Aus dem Takt geraten

An dieser Stelle geht es darum, die Wirkungsweise des Medical-Taping-Concepts auf die Muskeln darzustellen. Und was hier am Beispiel des Rückens beschrieben wurde, das gilt auch für das Zusammenspiel der Mus-

Das Medical-Taping-Concept

Wenn ein Muskel aus dem Takt kommt

keln mit allen anderen Gelenken, der Knie, Schultern oder Ellenbogen. Auch deren Fehlhaltungen oder Fehlstellungen werden in vielen Fällen durch Fehlfunktionen der Muskeln ausgelöst. Ein aus dem Takt geratener Muskel kann das von ihm betreute Gelenk zusammendrücken, den Knorpel oder den Knochen schädigen sowie den Nerv quetschen. Der Körper reagiert darauf mit einer Erhitzung, die sich schließlich bis zur Entzündung aufheizt.

Wer unter Ischiasschmerzen leidet und schwört, gewiss sei sein Ischiasnerv eingeklemmt, kann unter Umständen ein vollkommen anderes Problem haben – einen dauerhaft angespannten Po-Muskel zum Beispiel. Wer taube Arme beklagt und fürchtet, diese Gefühllosigkeit könne durch ein aus dem Takt geratenes Herz verursacht sein, wird sogar erleichtert auf die tatsächliche Ursache reagieren – Muskelverspannungen.

Beim Medical-Taping-Concept werden die Bewegungsmelder in den Muskeln stimuliert. Gleichzeitig wird die Aktivität der Schmerzrezeptoren gedämpft. Beides zusammen führt zu einem besseren Bewegungsgefühl. Die Funktionen, wie sie vor der Schädigung bestanden, werden wiederhergestellt. Damit ist der Weg frei zu einer rascheren Heilung.

Gelenke brauchen Bewegung

Die Wiederherstellung der Aktionsfähigkeit der Muskeln wirkt sich auch positiv auf die Gelenkfunktionen aus. Dieser Prozess wird durch das Tape in dreifacher Hinsicht gefördert:

Korrekturen

- Funktionelle Korrektur: Da mit den Bändern die Bewegungsrichtung stimuliert werden kann, ist man auch in der Lage, die Gelenkfunktionen zu beeinflussen.

Die Muskeln spielen lassen

- Passive Unterstützung: Die passive Stabilität der Gelenke wird unterstützt, indem das Tape in Ligamenttechnik aufgebracht wird. Bei dieser Technik wird das Tape maximal gedehnt. Es spannt also auf der Haut und übernimmt so einen Teil der Stabilitätssicherung.
- Mechanische Korrektur: Damit wird die Bewegungsrichtung der Gelenke wiederhergestellt. Das Gelenk kommt zur Ruhe, wird in gewisser Weise von außen gesteuert.

Die baldige Wiederherstellung der Beweglichkeit ist nicht nur aus nahe liegenden Gründen für den Betroffenen wünschenswert. Niemand nimmt gerne Einschränkungen hin.

Was aber auf längere Sicht weitaus wichtiger ist: Je schneller die Beweglichkeit wieder erreicht wird, desto besser verheilen die Schäden.

Beweglichkeit lässt schneller heilen

Ruhe bedeutet Abbau

Vorbei sind die Zeiten, in denen man ein Gelenk nach einer Verstauchung möglichst schonte und ruhig stellte. In dieser Ruhephase entwickeln sich nämlich unangenehme und später erheblich störende Begleiterscheinungen. Es bildet sich Narbengewebe von nur geringer Durchlässigkeit. Das wiederum hat zur Folge, dass die Muskelhaut, die Faszie, nicht mehr richtig gleiten kann.

In der Praxis des Therapeuten gehört die Nachbehandlung starrer Narben zu den regelmäßigen Problemen bei der Therapie. Nach einer Verletzung des Ligaments ist die Beweglichkeit des Betroffenen eingeschränkt. Dadurch werden auch die Gelenke beeinträchtigt und häufig langfristig in ihrer Beweglichkeit eingeschränkt.

In einem nicht benutzten Gelenk bauen sich binnen weniger Wochen Wasseranteile und Eiweißkörper im Bindegewebe ab. Neues Gerüsteiweiß, das im Bindegewebe von Sehnen, Knorpel und Knochen erforderlich ist, wird nicht in ausreichendem Maße produziert, es wird mehr abgebaut als neu entsteht.

Anfälliges Narbengewebe

Im immobilisierten Zustand des Gelenks entstandenes Gewebe ist keineswegs stabil. Solch ein Narbengewebe ist anfällig für neue Verletzungen, weil es bereits bei geringer Belastung wieder einreißt. Auch aus diesem Grund gilt es, die Bewegungsfähigkeit nach einer Erkrankung so rasch wie möglich wiederherzustellen.

Schneller wieder fit sein

Je länger die Ruhigstellung dauert, desto mehr verliert die Gelenkkapsel ihre Flexibilität. Es entsteht ein Gewebe, das mit dem Knorpel verkleben kann. Soll das Gelenk schließlich nach der Ruhephase wieder eingesetzt werden, gelingt das nicht. Es kann nicht mehr wie zuvor in vollem Maße gebeugt oder gestreckt werden. Bis durch krankengymnastische Übungen die volle Beweglichkeit wiederhergestellt ist, können mehrere Monate vergehen.

Werden die Maßnahmen des Medical-Taping-Concepts bereits zu Beginn einer Therapie eingesetzt, kann die volle Beweglichkeit schneller erreicht werden. Die negativen Auswirkungen einer vorübergehenden Ruhigstellung treten gar nicht erst ein.

Das elastische Tape unterstützt die Beweglichkeit

Das elastische Tape unterstützt die Beweglichkeit. Durch das dehnbare Material ist es möglich, das betroffene Gelenk zu schonen, ohne seine Funktionalität einzuschränken. Das Tape unterstützt das verletzte Ligament. Zugleich wird die Funktion des Gelenks erhalten. Mit einem gezielt darauf angelegten Tape kann auch die zuständige Gelenkmuskulatur unterstützt werden. Grundsätzlich gilt: Bei der Ligamenttechnik wird das Tape in der Mitte vollkommen gedehnt, während die beiden Enden des Tapes ohne jegliche Dehnung auf der Haut aufgebracht werden.

Fazit: Medical Taping unterstützt die Gelenke. Durch Beeinflussung bestimmter Bewegungsmelder (Propriozeptoren) erreicht man ein besseres Bewegungsgefühl der Gelenke. Um ihre Aktivität zu vergrößern, werden spezielle Techniken angewendet.

Bei allen Anwendungen elastischer Tapes auf Basis der Kinesio-Tapes ist eine uneingeschränkte Bewegungsfreiheit das Ziel.

Uneingeschränkte Bewegungsfreiheit als Ziel

Alles fließt

Das Medical-Taping-Concept ist eine Weiterentwicklung des aus Japan stammenden Kinesio-Taping. Das Wort *Kinesio* klingt zwar recht fernöstlich, hat damit aber nichts zu tun. Schon gar nichts mit »Chinesio«. *Kinesio* ist ein Kunstwort, zusammengesetzt aus zwei Begriffen altgriechischen Ursprungs: »kinesis« bedeutet »Bewegung« und »logos« bedeutet »Lehre«. Die Lehre von der Bewegung also.

Kinesio-Taping

Was es mit der nach außen vermittelten Beweglichkeit auf sich hat, haben wir bereits erfahren. Für die Anwendung in der täglichen Praxis ist das sehr wichtig. Muskeln, Sehnen, Gelenke, kurz: der ganze Bewegungsapparat sind das tägliche Programm eines Therapeuten.

Will man aber besser verstehen, was beim Medical Taping passiert, warum es wirkt, muss man tiefer einsteigen, das Thema gewissermaßen verinnerlichen.

»Alles fließt«, formulierte der griechische Philosoph

Das Medical-Taping-Concept

Das Leben ist stete Veränderung

Heraklit um 500 vor Christus. Was er damit ausdrücken wollte, war, dass alles im Fluss, in einem ewigen Wandel begriffen ist. Das Leben ist eine stete Veränderung. Zu Zeiten Heraklits war der Fluss das Sinnbild des Lebens. Und für viele Menschen ist er es heute noch.

Die Ströme des Lebens

Auch in uns selbst ist ständige Veränderung, ist immer Bewegung. Alles fließt.

Durch unseren Körper ziehen unablässig Ströme, die, wenn man genau hinhört, sogar mächtig rauschen können. Weil diese Ströme im eigentlichen Sinne aber keine Quelle und keine Mündung haben, sondern sich in einem ständigen Kreislauf befinden, werden sie etwas unterkühlt »das zirkulatorische System« genannt.

Der zirkulatorische Kreislauf

Für welche Bezeichnung man sich auch entscheidet, vier ganz große Ströme des Körpers sind im Medical-Taping-Concept von wesentlicher Bedeutung:

- der Blutkreislauf als lebenswichtiges Versorgungssystem,
- das Lymphsystem, das unermüdlich Schlacken und Gifte aus dem Körper abtransportiert,
- die Liquor genannte Flüssigkeit, die über Gehirn- und Rückenmarksflüssigkeit die Steuerzentralen des Körpers versorgt, und
- der Fluss der Informationssignale, der über die Nerven vermittelt wird.

Gerät auch nur in einem dieser Systeme der Durchfluss ins Stocken, löst der Körper Alarm aus.

Wenn es eng wird im Körper

Auf Schäden im Gewebe, wie sie bei Verletzungen auftreten, reagiert der Körper mit einer Entzündung. In der verletzten Region tritt verstärkt Flüssigkeit aus. Die betroffene Partie schwillt an. Während eine an den äußeren Körperbezirken auftretende Schwellung meist gut zu erkennen ist, wird eine nach innen gerichtete nicht ohne weiteres sichtbar. Jede Schwellung aber beansprucht zusätzlichen Raum für sich. Das geht zu Lasten der ohnehin dicht gebündelten Versorgungsleitungen, die den Körper durchziehen. Der sowieso knapp bemessene Raum zwischen Haut und Muskel wird durch die Schwellung noch weiter eingeengt. Die Folgen: Das Blut kann nicht mehr frei fließen, die Lymphe stockt.

Schwellungen engen ein

Schmerzen, Fehlfunktionen, Steifheit, Unbeweglichkeit, das alles sind Zeichen einer Blockade im Körper. An irgendeiner Stelle ist der tägliche Umbau des Körpers, der uns samt Haut und Haaren permanent erneuert, ins Stocken geraten.

Die beim Medical-Taping-Concept angelegten Tapes heben derartige Blockaden wieder auf. Dies ist eine der wichtigsten Funktionen der Tapes.

Sehr vereinfacht ausgedrückt: Durch das Tape wird die Haut angehoben. Das entlastet die darunter liegenden Kapillaren. Der Durchfluss wird dadurch größer. Einer der Patienten, über dessen Krankheit wir in diesem Buch an anderer Stelle berichten (»Unerwartete Hilfe nach 40 Jahren mit offenen Beinen«, siehe Seite 120), gebrauchte den Vergleich, es komme ihm vor, als sei jemand mit einer Flaschenbürste durch die feinen Äderchen gefahren.

Die Kapillare entlasten

Den Druck erhöhen

Das dehnbare Tape wirkt dabei wie eine zweite Haut. Bei jeder Bewegung hebt es die Haut an und gibt damit die Versorgungsleitungen frei. Damit fließen Blut und Lymphe in das feine Geäst der Ver- und Entsorgungsleitungen. Wird als Nächstes wieder Druck ausgeübt, werden die Leitungen ausgepresst. Es gehört nicht viel Fantasie dazu, sich vorzustellen, wie auf diese Weise der Durchfluss enorm beschleunigt wird. Dabei geht es immer nur in eine Richtung. Da sowohl die Venen als auch die Lymphe mit Klappen ausgestattet sind, werden Zu- und Abfluss geregelt. Frisches, sauerstoffreiches Blut fließt also zu, verbrauchtes Blut fließt ab. Ebenso fließt belastetes Gewebewasser ab, entschlacktes Gewebewasser fließt zu. Ein so hervorragend versorgtes Gewebe lässt einen drohenden Bluterguss nach einer Verletzung gar nicht erst entstehen, baut den Schmerz schneller ab und regeneriert sich frühzeitiger.

Beschleunigter Durchfluss

Das hat nichts mit einem Wunder zu tun, das sind natürliche Vorgänge im Körper. Das Medical-Taping-Concept nutzt diese Prinzipien des Körpers, um den Schmerz zu nehmen und die Heilung zu beschleunigen.

Entsorgungsbetrieb mit 24-Stunden-Service

Wo gehobelt wird, da fallen Späne. Keine Baustelle ohne Bauschutt. Und der muss irgendwo bleiben. Ganz zu schweigen von dem belasteten Material, das auf jeder Baustelle zu finden ist.

Unser Körper ist eine ewige Baustelle. Tag für Tag bildet er Millionen neue Zellen. Und da wir nicht unablässig wachsen, müssen im gleichen Maße alte Zellen abgebaut werden. Wo bleiben die?

Millionen neue Zellen – Tag für Tag

Überwiegend besteht unser Körper aus Wasser. In allen Geweben. Die müssen ver- und entsorgt werden. Wo fließt das Wasser im Körper? Der zuständige Ver- und Entsorger ist das Lymphsystem. Kommt es innerhalb dieses Systems zu einer Stauung, sind Ödeme die

Entsorgungsbetrieb mit 24-Stunden-Service

Folge, Überlastungen und Allergien, Gefäßprobleme, die zum Herzinfarkt führen können, Thrombosen oder Schlaganfall, eine schleichende Vergiftung des Körpers. Mit den Tapes des Medical-Taping-Concepts werden derartige Stauungen aufgehoben. Die Tapes sorgen dafür, dass alles wieder fließt.

Das Lymphsystem ist so etwas wie eine Drainage des Körpers. Durch dies weit verzweigte Netz werden Lymphplasma, Lymphozyten und Stoffe transportiert, die nicht ohne weiteres in den Blutkreislauf gelangen sollen. Dazu gehören Wasser, Eiweißmoleküle, abgestorbene Zellen, aber auch Staub und Gifte.

Drainage des Körpers

Alles das fließt in einem streng koordinierten Einbahnstraßen-System ab, das überall im Körper unter der Haut seinen Anfang nimmt. Dort nehmen »Vorposten« des Lymphsystems Flüssigkeit aus dem Bindegewebe auf, sammeln ein, was nicht mehr vor Ort gebraucht wird. Von dort treten die Stoffe ihre Reise durch den Körper Richtung Blutbahn an, täglich etwa 2,4 Liter Lymphe. Diese Menge kann allerdings bis auf das Zwanzigfache gesteigert werden. Durch Zusammenziehen und Dehnen wird die eingesammelte Flüssigkeit weitergepumpt. Diese Kontraktionen passieren anfangs sechs- bis zwölfmal pro Minute, in einem fortgeschrittenen Zustand des Systems beträgt die Pulsfrequenz der Lymphgefäße bis zu 30 Takte pro Minute. Auf diese Weise wird eine beachtliche Durchfließgeschwindigkeit erreicht.

Täglich 2,4 Liter Lymphe

Körpereigene Filter: die Lymphknoten

Wichtiges Zwischenziel der Lymphe sind die Lymphknoten. Hier befinden sich die Filterstationen, in denen die Fracht getrennt wird in solche Stoffe, die weiter in den Blutkreislauf zu transportieren sind, und andere

Stoffe, die nicht passieren dürfen. In der Filterstation des Lymphknotens werden Antigene isoliert, bekämpft und abgebaut. Fremdstoffe wie Staub oder Teer werden gebunden und gelagert.

Fremdstoffe binden

Zudem wird die auf dem Weg durch den Körper beim Einsammeln des Wassers mehr und mehr verdünnte Lymphe wieder eingedickt, indem ihr 40 Prozent des Wassergehalts entzogen werden.

Die Lymphknoten sind also äußerst wichtig, hochaktive Bereiche in unserem Körper.

Ähnlich wie bei den von Flüssen durch Gebirge oder Höhenzüge gebildeten Wasserscheiden geht es auch im Körper zu. Die horizontale Linie verläuft – sehr grob gezogen – etwa auf der Höhe des Bauchnabels. Alles, was darunter liegt, einschließlich der Beine, wird über die großen Lymphknotenstationen in der Leistengegend ver- und entsorgt. Alles, was über dem Nabel liegt, steuert die Lymphknoten in den Achseln an. Dabei muss im oberen Bereich eine zusätzliche Unterscheidung getroffen werden: Dort gibt es Lymphbahnen der Haut und Lymphbahnen der inneren Organe. Mit diesem Wissen um die Lymphe und das Lymphsystem wird verständlich, warum es so überaus wichtig ist, dass dies System nicht gestört wird.

Eine Wasserscheide im Körper

Wasser im Gewebe

Werden der Zufluss oder der Abtransport der Lymphe gestört, kann es zu einem Ödem kommen. Dabei sammelt sich in abnormalem Maße Wasser im Gewebe an. Die Ursachen hierfür können sehr unterschiedlich sein. Im Wesentlichen werden drei Gruppen von Ödemen unterschieden:

Drei Gruppen von Ödemen

Dynamisches Ödem: Das System der Lymphgefäße ist in diesem Fall in Ordnung. Die Störung liegt vielmehr

Entsorgungsbetrieb mit 24-Stunden-Service

in einem verstärkten Auftreten von Flüssigkeit, das von dem System nicht bewältigt werden kann, weil die Transportkapazität einfach nicht ausreicht. Mit dem Medical-Taping-Concept sind solche Ödeme nicht zu behandeln.

Lymphostatisches Ödem: Es entsteht durch ein geschwächtes Lymphsystem, das sowohl organische als auch funktionelle Ursachen haben kann. Ein solches Ödem enthält viel Eiweiß. Dafür kommen mehrere Gründe in Frage:

- Entwicklungsstörungen, Entzündungen, Tumore, Parasiten, die zu einem Verschluss der Lymphgefäße führen,
- Verletzungen durch Gewalteinwirkung, aber auch Schädigung der Lymphgefäße durch Strahlung und Operation,
- zu enge Kleidung oder
- eine mangelhafte Ausbildung der Lymphgefäße.

Funktionelle Störungen: Zu einer Schwächung des Lymphsystems kann es durch eine ganze Reihe von funktionellen Störungen kommen. Solche Störungen sind meist zu beheben, gerade hier liegt eines der großen Aufgabenfelder des Medical-Taping-Concepts. Vielfach treten funktionelle gemeinsam mit organischen Störungen auf, die durch eine Überlastung des Lymphsystems entstanden sind. Dabei wird durch eine Überdehnung der Klappenschluss geschädigt, sodass er nur noch unzureichend tätig ist. Lässt der Überdruck nach, funktioniert die Klappe wieder. Durch den Rückstau kommt es zu einer Ausdehnung. Eine Überdehnung kann die Wand des Lymphgefäßes schädigen, sodass Lymphe austritt. Eine andere Ursache kann die Ausschüttung von Giften sein, wie sie bei einer Entzündung entstehen.

Lymphostatisches Ödem

Funktionelle Störungen

Organische Störungen: Die Lymphbahnen sind nur unzureichend ausgebildet und/oder nicht in ausreichender Menge vorhanden. Möglicherweise sind Lymphbahnen zwar in ausreichendem Maße vorhanden, aber die Klappringe arbeiten nicht richtig. Eine weitere Ursache ist die Durchtrennung von Lymphbahnen im Zuge einer Operation oder die Entfernung von Lymphknoten.
- Insuffizienz des Sicherheitsventils: Voraussetzung für diese Schädigung ist ein Ansteigen des Plasmadrucks bei gleichzeitigem Absinken der Transportkapazität. Daraus entwickelt sich eine schwere Schädigung des Gewebes.

Je eher, desto besser

Tapes bringen Lymphe wieder zum Fließen

Mit den elastischen Tapes kann die ins Stocken geratene Lymphe wieder zum Fließen gebracht werden. Wie nahezu bei jeder Erkrankung ist der Zeitpunkt der Behandlung ein ausschlaggebender Faktor. Je früher ein sich bildendes Ödem getapet wird, desto besser sind die Aussichten auf eine vollkommene Wiederherstellung des gesunden Zustandes. Medical Taping ist deshalb als optimale Therapie bei Lymphstauungen anzusehen. Ein Ödem entwickelt sich in drei Stadien:

Entwicklung des Ödems

- Das Gewebe ist noch weich. Drückt man mit dem Finger auf den geschädigten Bereich, bleibt kurzzeitig eine kleine Delle im Gewebe zurück.
- Angeregt durch das freie Eiweiß, werden im faserigen Bindegewebe neue Zellen gebildet. Der Körper ist von sich aus nicht mehr in der Lage, diese neue Gewebestruktur zurückzubilden, dazu ist eine geeignete Behandlung notwendig. In dieser Phase beginnt sich das geschwollene Gewebe zu verhärten. Bei dem Drucktest mit dem Finger bleibt nur noch

eine recht flache Druckstelle. Schmerzen treten in der Regel noch nicht auf.
Die Veränderung des Gewebes ist weit fortgeschritten. Die Gewebezellen sind miteinander verklebt. Die Fasern des Gerüsteiweißes haben sich dicker und derber ausgebildet, die elastischen Fasern haben sich zurückgebildet.

Eine Drainage anlegen

Bewegung schaffen, alles, was fließen soll, wieder zum Fließen bringen – das sind die zentralen Ansätze des Kinesio-Tapings, die das Medical-Taping-Concept übernommen hat. Nach dieser Darstellung der Wirkungsweise und der Problematik des Lymphsystems wird verständlich, warum dieser Bereich zu den zentralen Aufgaben des Konzeptes gehört. Durch Druckentlastung im betroffenen Gewebe sorgt Medical Taping für einen beschleunigten Abbau von Lymphflüssigkeit.

Druckminderung hilft dem Gewebe

Die Wirkungsweise der Tapes ist immer gleich oder ähnlich, auch wenn sie in sehr unterschiedlichen Bereichen eingesetzt werden. Hier bestätigt sich abermals, dass der gesamte Körper von Kopf bis Fuß durch ein fluides System belebt wird.
Medical Taping legt Lymphdrainagen an. Jede Drainage hat nur einen Zweck: Flüssigkeit zu sammeln und zu transportieren. Auch in diesem Fall arbeitet das Medical-Taping-Concept mit dem Mittel der Druckreduzierung. Durch die Elastizität des Tapes wird die Haut angehoben, sodass in dem Bereich darunter mehr Platz geschaffen wird. Das schafft auch für die in den Zwischenräumen befindliche Lymphe Raum, um abzufließen. Sie sucht sich den Weg, auf dem der Druck möglichst gering ist.

Zugleich wird die getapete Haut gedehnt, wenn sich der Körper bewegt. Das schafft eine Lockerung im Bindegewebe. Die bis dahin zur Ruhe gezwungenen elastischen Fasern kommen wieder in Bewegung. Die Klappen der Lymphgefäße öffnen sich besser, die Lymphe kann abfließen. Schließlich kann mit dem Tape die Fließrichtung der Lymphe beeinflusst werden.

Die Klappen der Lymphgefäße öffnen

Kurz zusammengefasst: Der Therapeut wird bei der Anlage eines Tapes von den regionalen Lymphknoten ausgehen. Dabei beachtet er die oben beschriebenen Wasserscheiden. Die spezielle Anlagetechnik ermöglicht über Druck und Zug sowie die normalen Körperbewegungen eine Bindegewebslockerung mit daraus folgender Öffnung der Lymphgefäßklappen. Der Gewebedruck wird direkt unter dem Tape reduziert, es kommt zu Volumenverlust bei gleichzeitiger Schmerzreduktion. Durch die Anlage des Tapes werden zudem die Gelenkrezeptoren stimuliert.

MTC-Kontraindikationen

Die beim Medical-Taping-Concept verwendeten Tapes sind zwar in der Regel bedenkenlos einzusetzen, dennoch sollte der verantwortungsbewusste Therapeut gerade im Zusammenhang mit der Technik der Lymphdrainage auf einige Kontraindikationen und Einschränkungen hinweisen. Lymphdrainagen sollten nicht angelegt werden bei:

Wann Lymphdrainagen nicht angelegt werden sollten

- bösartigen unbehandelten bzw. wieder auftretenden Tumorerkrankungen,
- akuten Entzündungen (z.B. Wundrose/Erysipel),
- frischer, tiefer Venenthrombose,

- oberflächlichen Venenentzündungen und Thrombosen,
- akutem, allergischem Kontaktekzem der Haut,
- schwerer (unbehandelter) Herzinsuffizienz.

Es muss darauf geachtet werden, dass nicht zu viel Volumen abgeht und der Patient somit unnötig be- oder überlastet wird. Kurzum: Gerade diese Anwendung sollte nur durch Personen vorgenommen werden, die über Kenntnisse des Medical-Taping-Concepts und der manuellen Lymphdrainage verfügen.

Anlage nur durch erfahrene Therapeuten

Verbindung zur Akupunktur

Gemäß der Traditionellen Chinesischen Medizin durchziehen den Körper Bahnen, durch die Lebensenergie fließt. Die Chinesen nennen diese Energie »Qi«, gesprochen »Tschi« oder »Chi«. Bei der Akupunktur werden diese Energiebahnen genutzt, um an vorgegebenen Punkten die Akupunkturnadeln zu setzen.

In der bisherigen Aufzählung der Ver- und Entsorgungssysteme des Körpers wurde dieses System der Energiebahnen unterschlagen. Ganz korrekt ist das nicht, denn:

Beim Medical-Taping-Concept und bei der Akupunktur werden teilweise die gleichen Punkte genutzt. Zwischen beiden Heilmethoden besteht so etwas wie eine geistige und auch eine natürliche Verwandtschaft. Sie sind eng miteinander verbunden.

Die den Körper durchziehenden Energielinien werden Meridiane genannt. Gemäß der chinesischen Medizin versorgen insgesamt 14 solcher Meridiane den Körper mit Energie. Jeder von ihnen ist einem oder mehreren Organen zugeordnet. Fließt die Energie ungehindert,

Meridiane der Lebensenergie

ist der Mensch gesund. Er befindet sich nach traditioneller chinesischer Auffassung in einer inneren Balance. Kommt es zu einer Blockade in den Meridianen, entsteht eine Unter- bzw. Überversorgung mit Energie, aus der Beschwerden entstehen. Eine Überversorgung beispielsweise löst Entzündungen und Kopfschmerzen aus, eine Unterversorgung ist die Ursache für schlechte Durchblutung.

Die Energiebahnen für das Taping nutzen

Zwischen den Muskeln und den Meridianen bestehen Verbindungen. Jeder Energiebahn ist in der Kinesiologie ein Testmuskel zugeordnet. Hier treffen sich die östlich und die westlich geprägte Medizin. So werden beim Medical-Taping-Concept

- zum Lösen von Blockaden Meridiane in voller Länge geklebt. Einige Therapeuten verwenden dazu den Tapestreifen in der vollen Originalbreite von fünf Zentimeter, andere halten den in der Länge auf 2,5 Zentimeter geteilten Streifen für ausreichend.
- Zur Sicherheit wird der Meridian in der kompletten Länge geklebt. Das erhöht die Wahrscheinlichkeit, den richtigen Wirkungspunkt zu erreichen.
- Wird beim Tapen der richtige Punkt getroffen, hat das die gleiche Wirkung wie die Behandlung mit einer Nadel (nur piekst es nicht so sehr).
- Auf die Meridianpunkte werden Cross-Links gesetzt. Diese nicht elastischen Tapes wirken auf den Akupunkturpunkt (und auch sie pieksen nicht).

Cross-Links auf Störfeldern

- Cross-Links werden darüber hinaus auf Störfelder gesetzt, beispielsweise auf Narben. Damit werden Verhärtungen aufgehoben.
- Das Bindegewebe als universelles Steuerungsorgan des Körpers wird beeinflusst, um Verhärtungen und Verfestigungen zu lösen. Denn: Auch »durch das Bindegewebe fließt Qi«.

Verbindung zur Akupunktur

In dieser Regulationsmedizin schließt sich der Kreis vom Medical Taping bis zur Akupunktur. Behandlungsziel des Meridian-Tapings ist die Regulierung der Meridiankreisläufe, damit diese wieder störungsfrei fließen. Unterstützt werden kann das Meridian-Taping durch andere energetische Behandlungstechniken, wie Akupunktur, Akupressur, Akupunkturmassage, Shiatsu oder Schröpfen.

Regulierung der Meridiankreisläufe

Immer neue Entdeckungen

Viele Fragen sind bereits beantwortet. Doch so manche Wirkung des Medical-Taping-Concepts gibt nach wie vor Rätsel auf. Trotz großer – und ganz und gar erstaunlicher – Erfolge befindet sich diese Methode des Heilens noch in der Phase der Entdeckungen. In der Praxis der täglichen Anwendungen werden fortlaufend neue Felder gefunden, auf denen Medical Taping hilfreich ist. Der Urologe Dr. Herbert Bliemeister, der das Konzept mit Erfolg in seiner Praxis anwendet, formuliert seine Erwartungen so:
»Das Potenzial von Medical Taping ist noch lange nicht ausgeschöpft. Diese junge Methode birgt einen Reiz, der kreative Anwendungen geradezu herausfordert. Es bleibt zu hoffen, dass diese Heilform breite Anerkennung findet, denn sie ist frei von Nebenwirkungen, einfach anzuwenden, dabei sanft und höchst effektiv.
Zusammenfassend lässt sich sagen: Medical Taping unterstützt und dynamisiert körpereigene Heilungsvorgänge.
Denn der Name Kinesio-Taping bedeutet: Körpereigene Selbstheilungsprozesse werden mit einem Tape angeregt, um blockierende Symptome zu heilen und wieder ungehinderte Funktionsfähigkeit herzustellen.«

»Medical Taping dynamisiert körpereigene Heilungsvorgänge«

Das Tape an sich: Eigenschaften, Zuschnitt etc.

Wie eine zweite Haut

Vorübergehend sind Tapes unsere zweite Haut. Jedenfalls in den Bereichen, in denen sie geklebt wurden. Und wie eine zweite Haut sollen sich die Tapes auch verhalten. Auch wer getapet wurde, will
- sich uneingeschränkt bewegen können,
- die Tapes über einen längeren Zeitraum tragen,
- duschen, baden, schwimmen dürfen,
- keine zusätzlichen Hautprobleme bekommen.

Ist das zu viel verlangt? Oder können die Tapes das? Nicht jedes Tape kann alles. Je weiter die Methode des Tapens entwickelt wurde, desto mehr wurde sie verfeinert. Für besondere Anwendungen gibt es auch besondere Tapes. So unterscheidet man beim Medical-Taping-Concept zwischen:

Arten von Tapes

- Kinesio-Tape,
- Cross-Tape,
- Meridiantape,
- Lymphtape und
- Akupunkturtape.

Um sie setzen zu können, benötigt man unterschiedliche Materialien. Diese können einzeln oder in Kombination angelegt werden.

Überwiegend wird mit den elastischen »bunten« Tapestreifen gearbeitet. Darum interessieren sie uns hier an erster Stelle. Dazu einige grundsätzliche Informationen über die Tapes, die für ihren Träger tatsächlich zur zweiten Haut werden – und die in Aufbau und Stärke durchaus mit ihr vergleichbar sind.

Volle Beweglichkeit trotz Tape

Tapes sind in der Medizin keine neue Errungenschaft. Sie werden schon seit einer ganzen Weile zur Stabilisierung von Gelenken angelegt. Dabei handelt es sich jedoch um feste, starre Tapes, die dazu dienen, ein Gelenk vorübergehend ruhig zu stellen.

Die beim Medical-Taping-Concept angelegten Tapes hingegen sind dehnbar. Im Gegensatz zu den festen schränken die elastischen Tapes die Beweglichkeit nicht ein. Im Gegenteil: Sie bleibt vollkommen erhalten, ja, sie wird sogar noch gefördert und unterstützt.

Der Unterschied zum herkömmlichen Pflaster

Diese absolute Bewegungsfähigkeit ist der entscheidende, grundlegende Unterschied zu früheren Tapeanlagen. Bei ihnen verband sich die helfende Wirkung mit höchst problematischen Nebenwirkungen. Starre Tapes können Stauungen im lymphatischen oder venösen System zur Folge haben. Die nicht geforderten Muskeln bilden sich unter der Einwirkung nicht elastischer Tapes schon nach relativ kurzer Zeit zurück, die Gelenkkapseln schrumpfen. Kurz: Die Krankheit wird dadurch verlängert und im Anschluss ist eine aufwändige Krankengymnastik notwendig, um die volle Bewegungsfähigkeit wieder zu erlangen. Das weiß man heute und darum empfehlen Ärzte statt Ruhe möglichst vollständige Beanspruchung der Muskulatur und Bewegung, Bewegung, Bewegung …

Die elastischen Klebebänder des Medical-Taping-Concepts entsprechen dieser Anforderung nach Aktivierung statt Ruhigstellung.

Aktivierung statt Ruhigstellung

Denn: Richtig dosierte Aktivität wie zum Beispiel ein Training der Muskeln und deren Kräftigung dämpft Schmerzen und erhöht die Schmerzschwelle.

Hau(p)tsache gut

Aufbau der Tapes

Tapes sind eher einfach in Aufbau und Struktur, ihre verblüffende Wirkungsweise lässt sich daraus nicht erkennen. Grob gesagt, bestehen Tapes aus dem
- äußerlich sichtbaren Trägermaterial – das ist reine Baumwolle – und der
- inneren Klebeschicht – das ist 100 Prozent Acryl.

Für die meisten Anwender ist »das Tape« die oben liegende Trägerschicht, also das Baumwollgewebe. Kein Wunder, schließlich ist es der sichtbare Teil, der manchmal aus einem Kleidungsstück herausblitzt und unweigerlich zu der Frage führt: »Was hast du denn da?« Und wenn dann die Antwort lautet: »Ein Tape«, dann ist nach einer meist erforderlichen kurzen Erklärung der Begriff Tape mit der sichtbaren Trägerschicht verbunden.

Aber wie das meistens ist: Auf das Innenleben kommt es an. Beim Tape besteht es aus 100 Prozent Acryl. Die Reinheit der Klebefläche ist sehr wichtig, denn sie entscheidet darüber, ob es zu unerwünschten Hautreizungen kommt oder nicht.

Gute Hautverträglichkeit

Die Hautverträglichkeit des Acryls ist sehr gut. Das ist ein äußerst wichtiger Punkt, denn beim Medical Taping ist die Haut unsere Verbündete. Und Verbündete reizt man nicht. Der Stoffwechsel steigt unter einem Tape auf 150 Prozent an. Dadurch kann es gelegentlich zur Bildung kleiner Pickel kommen. Die Haut als das größte Ausscheidungsorgan reagiert selbstverständlich auf ein Tape. Das ist gut und richtig so, denn es zeigt, dass sie aktiv ist.

Wie eine zweite Haut

Allergische Reaktionen auf die Klebebänder des Medical Taping sind nicht bekannt. Dermatologische Tests haben keine entsprechenden Nachweise gezeigt.

Allergische Reaktionen nicht bekannt

Tipp: Nur nicht sauer reagieren
Wer sicher gehen will, dass seine Haut das Tape verträgt, sollte zuvor den pH-Wert der Haut testen. Liegt er im sauren Bereich, ist eine Reaktion mit Pickeln zu erwarten. Dann empfiehlt es sich, erst durch eine innerliche Behandlung den pH-Wert auszugleichen, bevor mit dem Taping begonnen wird. Wer sich so absichert, wird nicht mehr sauer reagieren und Pickel vermeiden können.

Aber, wie gesagt, solche Reaktionen sind die seltene Ausnahme. Damit das so bleibt, dürfen den Tapes keine Anteile von Latex zugefügt sein. Das läge zwar wegen der Elastizität nahe, doch gerade auf Latex reagieren einige Menschen allergisch.

Kein Sekundenkleber

Die Acrylverbindungen der Klebefläche zeigen erst auf der Haut, was sie wirklich können. Dabei spielt die Körperwärme die entscheidende Rolle. Sie aktiviert den Klebstoff und lässt ihn weich werden. Da dies kein plötzlicher, sondern ein allmählicher Vorgang ist, dauert es auch eine Weile, bis das Tape so fest haftet, dass es auch stärkerer Beanspruchung gewachsen ist.

Körperwärme aktiviert den Klebstoff

Tipp: Dem Tape Zeit lassen
Geben Sie dem Tape etwas Zeit. Warten Sie ungefähr eine Stunde, ehe Sie es voll belasten. Das gilt insbesondere für Sportler, die das Tape vorsorglich kleben, um so Verletzungen vorzubeugen. Das heißt aber nicht, dass man 60 Minuten bewegungslos verharren muss, bis das Tape fest sitzt. Das ist absolut nicht erforderlich. Jede Bewegung ist sofort nach

Das Tape an sich: Eigenschaften, Zuschnitt etc.

dem Kleben möglich, nur eben keine außerordentlichen Belastungen.

Die Haut atmen lassen

Atmen kann die Haut unter dem Tape selbstverständlich auch. Und das trotz Klebefläche. Die ist nämlich nicht flächig aufgebracht, wie es auf den ersten, flüchtigen Blick scheint, sondern wellenförmig. Zwischen den Wellenlinien findet die Luft immer einen Weg. Da die Schicht zudem perforiert ist, wird die Hautatmung unterstützt.

Das Gleiche gilt für die tragende Schicht aus Baumwolle. Auch sie lässt die Haut atmen und aktiv sein. Die Haut lebt unter dem Tape also weiter. Sie dankt es mit Unterstützung beim Heilungsprozess.

Absolut nicht wasserscheu

Mit dem Tape leben heißt: So leben wie immer. Ohne Einschränkung, mit Rücksichtnahme auf die behandelte Krankheit, aber nicht mit Rücksichtnahme auf das Tape. Wenn es schon zur zweiten Haut wird, dann soll es auch so selbstverständlich sein. Geht das?

Ja, es geht. Baden, Duschen, Schwimmen, alles kein Problem. Es wurden Schwimmsportler getapet, die sich anschließend sieben Stunden im Wasser aufhielten, die Tapes überstanden das in tadellosem Zustand. Sogar einen intensiven Saunagang machen die geklebten Tapes im Regelfall problemlos mit. Da löst sich nichts und labbert nichts. Und stärker als in der Sauna kann man auch beim Sport nicht schwitzen.

Wasserabweisende Tapes

An Körperpartien, die sehr häufig mit Wasser in Berührung kommen, können auch Wasser abweisende Tapes geklebt werden.

Die dauerhafte Haltbarkeit der Tapes ist auch wichtig, denn ein einmal vom Körper gelöstes Tape lässt sich nicht wieder ankleben. Nach der Entfernung des Tapes bleiben keine Rückstände der Acrylbeschichtung auf der Haut zurück.

Tipp: Hariges Problem
Auf behaarten Hautpartien haftet das Tape unter Umständen nicht sofort richtig. Ein wenig ätherisches Öl, auf den entsprechenden Bereich aufgetragen, löst das Problem rasch und wirkungsvoll. Sicherer ist allerdings die Entfernung der Haare.

Dehnen oder nicht dehnen
Die uneingeschränkte Bewegungsfreiheit setzt eine hohe Elastizität des Tapes voraus. Tapes sind nur in Längsrichtung dehnbar. Sie besitzen von Natur aus eine Elastizität von zehn Prozent, die unter Zug nach Angaben einiger Hersteller bis auf 140 Prozent erhöht werden kann. Das entspricht der natürlichen Dehnfähigkeit unserer Haut – eine weitere Übereinstimmung! Nach unseren eigenen Untersuchungen kommen wir auf eine Dehnungsfähigkeit in Längsrichtung auf 70 Prozent. Das ist vollkommen ausreichend.

Dehnungsfähig bis 140 Prozent

Das Tape wird mit einer zehnprozentigen Vordehnung geklebt, die es bereits vom Hersteller mitbringt. Tapes werden je nach Belastung unterschiedlich lange getragen. Nach einer Woche jedoch lässt die Elastizität nach und damit nimmt auch die Wirkung ab.

Tapewechsel nach sieben Tagen

Tipp: Nicht überspannen
Das Tape ohne Dehnung aufbringen – zehn Prozent sind bereits seitens der Herstellung vorgegeben. Stattdessen ist der zu behandelnde Körperteil durch Streckung zu dehnen. Auf diese Weise entsteht die gewünschte Spannung, wenn das Tape aufgebracht ist. Wer seine ersten Tapes klebt, neigt

dazu, sie zu stramm zu setzen. Allerdings gibt es eine Ausnahme. Sind die Schmerzen nicht diffus, sondern der Schmerzpunkt genau zu bestimmen, wird das Tape gedehnt geklebt. Nicht jedoch auf der ganzen Länge. Jeweils an den Enden ist eine Zone von etwa fünf Zentimeter einzuhalten, die ohne Dehnung aufgebracht wird.

Eine kleine Farbenlehre

Tapebänder werden in fünf Grundfarben angeboten: Rot, Blau, Schwarz, Gelb und Beige. Seit einiger Zeit sind auch weiße und silbergraue Tapes erhältlich. Jede Farbe ist für eine bestimmte Art der Unterstützung des Heilungsprozesses gut. Sagen einige Therapeuten. Andere sagen, diese Farbenlehre sei zumindest wissenschaftlich nicht belegt. Welcher Auffassung man folgen möchte, muss jeder für sich entscheiden. Die Anhänger der Farbenlehre begründen ihre Auffassung so:

Rot ist gleichbedeutend mit Wärme. Es ist die Farbe, auf die der Körper am stärksten reagiert. Diese Farbe steigert die Energie, sorgt für eine bessere Durchblutung. Bei Rot geht der Körper in Alarmbereitschaft. Alle Aktivitäten werden gesteigert, der Adrenalinspiegel steigt. Fördert den Kreislauf.

Rot = Wärme

Blau ist gleichbedeutend mit Kühle und Ruhe. Blau ist in seiner Wirkung der Gegenpol zu Rot. Diese Farbe entzieht dem Körper Energie, kühlt Schwellungen, unterstützt eine Verengung der Gefäße und erzeugt eine vorübergehende Blutleere. Das kann wichtig sein vor einer Behandlung beim Zahnarzt oder einer kleinen Operation. Auch eine Spritze lässt sich dann besser setzen. Blau wirkt entzündungshemmend. Es entspannt, der Adrenalinspiegel sinkt, Muskeln und Nerven entspannen. Wirkt dämpfend auf Schmerzen.

Blau = Kühle

Gelb wird wegen seiner positiven Wirkung eingesetzt. Es hellt die Seele auf, macht wach und aufmerksam.
Schwarz und *Beige* gelten in der Wirkung als neutral. Bisher waren die roten und blauen Bänder die Favoriten, jetzt machen die weißen Bänder ihnen die Führung streitig. Diese Bänder enthalten keine Farbpartikel. Sie sind noch leichter und angenehmer zu tragen. Eine leichte Beimischung von Turmalin fördert die Entwicklung einer lindernden Wärme.

Schwarz = therapeutisch neutral

Wesentlich unterscheiden sich die Tapes nur in der Farbe, ansonsten sind sie im Aufbau gleich: Sie bestehen aus Acryl und Baumwolle. Allerdings gibt es qualitative Unterschiede zwischen den verschiedenen Angeboten, danach sollten Sie den Therapeuten fragen. Wie immer man zu der Wirkung der Farbigkeit stehen mag, eines sollte nicht vergessen werden: Jeder Heilungsprozess ist auch eine Frage der Psyche. Und wenn die durch Farben beeinflusste Seele die Heilung unterstützt, dann sollte man die Farbenlehre mit gutem Gewissen in Anspruch nehmen.

Zusammenfassend lässt sich sagen, dass das kinetische Tape folgende Eigenschaften aufweist:

Zusammenfassung

- elastisches Material,
- bis 140 Prozent dehnbar (laut Dr. Kase),
- mit der Haut vergleichbar,
- luft- und feuchtigkeitsdurchlässig,
- Baumwollgewebe mit wärmeempfindlichem Acrylkleber,
- in »Wellenform« aufgebrachter Kleber,
- über längere Zeit tragbar,
- wasserbeständig,
- hinterlässt keine Reste bei der Entfernung,
- muss geschnitten werden, lässt sich nicht reißen,
- ist mit ätherischen Ölen kombinierbar.

Reine Formsache: grundlegende Zuschnitte

Beim Medical-Taping-Concept werden vier grundlegende Formen als wichtigste Tape-Zuschnitte – nachfolgend »Zügel« genannt – unterschieden:

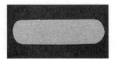
»I«-Zügel

»I«-Zügel: Basisform, bei der das Tape seine Originalbreite behält. Es wird also lediglich in die passende Länge geschnitten. Durch Kombination kann das originalbreite Tape zu unterschiedlichen Formen zusammengesetzt werden. Meist verwendet bei Muskelapplikationen und Ligamenttechniken.

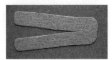
»Y«-Zügel

»Y«-Zügel: Zweite Basisform, bei der das Tape in seiner Originalbreite mittig geteilt wird, wobei es an einem Ende geschlossen bleibt. Diese Form findet vor allem bei großflächiger Behandlung Verwendung.
Häufig angewandt bei Muskel- und Gelenkapplikationen, aber auch für Faszientechniken einsetzbar.

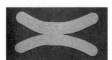
»X«-Zügel

»X«-Zügel: Mittig geteiltes Tape, das im Zentrum geschlossen gehalten wird. Wird sehr selten eingesetzt.

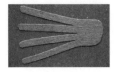
»Fächer«-Zügel

»Fächer«-Zügel: Erinnert an einen Fächer oder an einen Fluss, der sich in seinem Mündungsdelta in mehrere Arme teilt. So teilt sich auch die Grundform des Tapes in mehrere lang gestreckte Finger. Dazu wird das Tape mit drei Schnitten in vier Streifen geschnitten, wobei es am Ende geschlossen bleibt. Diese Form wird ausschließlich bei Lymphtechniken verwendet.

Eine runde Sache: In einem Punkt sind alle Tapes gleich – sie werden stets mit abgerundeten Enden geklebt. Das hat einen praktischen und einen ästhetischen Grund. Denn:
- rund geschnittene Tapes sitzen fester, sie lösen sich nicht so rasch ab und
- es sieht einfach besser aus, wenn die Ecken gerundet sind.

Reine Formsache: grundlegende Zuschnitte

Cross-Link: Diese Tapes weichen von der Norm ab. Sie werden beim Medical-Taping-Concept in der Wirkungsweise einer Akupunkturnadel eingesetzt. Cross-Links oder Cross-Tapes haben etwa die Größe eines kräftigen Daumennagels. Sie sind gitterähnlich aufgebaut. Näheres zu diesen speziellen Tapes finden Sie am Ende dieses Kapitels.

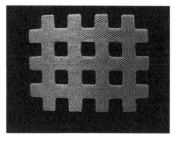

Cross-Link

Tapes richtig aufbringen

Wenn ein Tape zugeschnitten wird, ist die klebende Fläche noch nicht freigelegt, sondern durch einen Papierstreifen geschützt. Erst wenn das Tape in Länge und Form für die Anwendung bereit ist, wird der Schutzstreifen entfernt.

Das Kleben ist im Prinzip ein Kinderspiel. In der täglichen Praxis wurden ein paar Handgriffe entwickelt, um mithilfe kleiner Tricks die Prozedur erheblich zu erleichtern. Kleben sieht so einfach aus – wenn es ein Fachmann macht. Aber wenn man bei Fortbildungskursen Teilnehmer, die nicht täglich tapen, beobachtet, wie sie sich mit den Klebebändern abmühen, wie anfangs alles schief und krumm sitzt, dann weiß man: Wenn es mühelos aussieht, ist ein Fachmann am Werk.

Mit ein wenig Übung und ein paar Grundkenntnissen aber bekommt man die Sache bald in den Griff. Als besonders praktisch hat sich die folgende Vorgehensweise erwiesen:

- Halten Sie das Tapeband zwischen Daumen und Zeigefinger, der farbige Baumwollstreifen zeigt nach oben.
- Rubbeln Sie ein wenig an dem Baumwollstreifen, er löst sich ganz einfach von der Papierbasis.
- Ziehen Sie den Baumwollstreifen von der Papierba-

sis ab. Vorteilhaft ist es, wenn dies nicht in ganzer Länge geschieht, sondern zwischen einem Drittel bis zur Hälfte.
- Wenn Sie jetzt den Baumwollstreifen mit Daumen und Zeigefinger halten und den Papierstreifen mit der gleichen Hand zwischen Zeige- und Mittelfinger führen, dann können Sie
- mit der einen Hand das Tape platzieren, während Sie es mit der anderen Hand gleichzeitig beim Auflegen fest streichen.
- Haben Sie das richtig gemacht, dürften Sie am Ende nur noch den Papierstreifen in der Hand haben, während das Tape dort sitzt, wo Sie es anbringen wollten.

Hauptsache, das Tape sitzt

Tipp: Klebeschicht aktivieren
Ist das Tape geklebt, mehrfach darüber streichen. Auf diese Weise wird die wärmeempfindliche Klebeschicht aktiviert. Nach dem Tapen die betreffenden Partien keinen übermäßig starken Wärmequellen aussetzen.

Zugegeben, das hört sich ein bisschen nach dem Lied von Mike Krüger an: »Sie müssen nur den Nippel durch die Lasche ziehen und mit der Kurbel leicht nach oben drehen ...«, aber so schlimm ist es wirklich nicht. Die beschriebene Handhabung ist die eleganteste Methode, ein Tape an Ort und Stelle zu bringen. Aber wenn Ihnen eine andere Vorgehensweise erfolgreicher erscheint, dann wählen Sie bitte Ihre persönliche Methode. Hauptsache, das Tape sitzt richtig dort, wo es hin sollte. Darauf kommt es an, nicht auf die Eleganz beim Tapen.

Reine Formsache: grundlegende Zuschnitte

Welches Tape für welchen Fall?
Egal, welches Tape geklebt werden soll, einige grundlegende Handgriffe sollten immer beachtet werden. Sie sorgen dafür, dass das Tape richtig sitzt und seine Wirkung erfolgreich entfalten kann.

1. *Mechanische Korrektur* (Anlage mit »Y«-Zügel):
- Basis auf die zu behandelnde Stelle setzen,
- Tape ohne Spannung/Zug fixieren,
- Zügel ausziehen/dehnen (nur so viel, wie gerade benötigt wird; bei Sehnen oder Ligamenten wird mehr Zug benutzt),
- Material/Zügel auflegen und an den Enden auslaufen lassen.

2. *Funktionelle Korrektur* (Korrektur mit Bewegung):
- Basis von der Körpermitte fort (distal) oder zur Körpermitte hin (proximal) auflegen und fixieren,
- den Patient Bewegung ausführen lassen,
- das Tape mit den Händen zur Mitte hin reiben.

3. *Muskel-(Faszien-)Korrektur* (Anlage mit »Y«-Zügel):
- Basis auf dem Behandlungsgebiet auflegen und fixieren,
- Faszie positionieren (evtl. durch Hand) und Zug ausüben,
- Enden mit bis zu 50 Prozent auslaufen lassen.

4. *Bindegewebe-(Ligament-)Korrektur* (Anlage mit »I«-Zügel):
- Mittig die Basis auflegen,
- das Material zu drei Vierteln bis voll ausziehen.

5. *Sehnen-Korrektur* (Anlage mit »I«-Zügel):
- Basis auflegen,
- halbe Dehnung des Materials, Enden ohne Dehnung auslaufen lassen.

So sitzen die Tapes bei unterschiedlichen Korrekturen richtig

Wenn die Haut sich rötet

Nach einer oder zwei Wochen ist das Tape zu lösen. Wurde es richtig geklebt, dann hat es diese Zeit fest sitzend überstanden. Allenfalls an den Enden hat es unter Umständen etwas schlapp gemacht. Und dort, wo viel Bewegung herrscht, schlägt es ein paar Wellen mehr. Alles in allem aber sitzt es fest.
Und das nun lösen? Ziept das nicht fürchterlich?

Das Tape lässt sich schmerzfrei lösen

Keine Sorge, es ziept nicht. Ein Kinesio-Tape ist kein Heftpflaster. Es lässt sich auch in größeren Bahnen rasch und schmerzfrei abziehen.

Tipp: Tape ablösen ohne Ziepen
Wenn Sie dennoch vorsichtig sein wollen, gehen Sie unter die Dusche oder in die Badewanne. Ein feuchtes Tape lässt sich leichter lösen. Die Haut straffen und das Tape von oben nach unten abziehen – in Haarwuchsrichtung. Im Regelfall allerdings wird der Therapeut das Tape entfernen, bevor er ein neues setzt. Nur das letzte Tape entfernt man meist selbst.

Wenn die Haut sich rötet ... ist das gut

Unter Umständen zeigt sich dort, wo das Tape gesessen hat, eine Hautrötung. Keine Sorge, dies ist kein Zeichen einer Allergie oder einer anderen negativen Reaktion der Haut. Im Gegenteil. Unter dem Tape wird die Haut deutlich besser durchblutet als in den umgebenden Bereichen. Gerade das ist ja eine der beabsichtigten Wirkungen des Medical Tapings.
Die Erklärung: Das Tape liftet die Haut an, damit wird Raum geschaffen für eine bessere Durchblutung. Mit dem Blut wird auch Wärme transportiert. Und die Haut macht, was sie im Falle einer verstärkten Wärmezufuhr immer macht: Sie sorgt dafür, dass die zusätzliche Wärme abgeleitet wird. Dazu öffnet sie gewissermaßen die Türen nach außen, stellt die Kapillaren weit wie

möglich. Eine solche Hautpartie ist dann gerötet. Freuen Sie sich darüber.

Als weniger erfreulich werden Sie unter Umständen einen auftretenden Juckreiz empfinden. Allerdings nur so lange, bis Sie die Erklärung dafür kennen. Im Grunde ist auch seine Ursache eine positive. Die verbesserte Durchblutung unter dem Tape sorgt auch für eine gesteigerte Versorgung der Nerven. Die Nerven danken dies, indem sie empfindlicher werden. Eigentlich genau das, was wir von Nerven erwarten. Nur äußert sich diese gesteigerte Sensibilität der Haut gelegentlich durch Juckreiz. Glücklicherweise gehört diese Reaktion der Nerven zu den Ausnahmen. Sie kann zwar unangenehm sein, ist aber immer gutartiger Natur.

Leichter Juckreiz als gutes Zeichen

Tipp: Wenn es unter dem Tape juckt
Bei auftretendem Juckreiz das Tape anfeuchten, meist lassen sich die Nerven auf diese Weise besänftigen. Hilft dies jedoch nicht, ist es ratsam, das Tape zu entfernen und mit einer pflegenden Creme wieder für Ruhe an der betroffenen Partie zu sorgen. Auf jeden Fall sollten Sie mit Ihrem Therapeuten sprechen.

Sonderform Cross-Taping

Das Medical-Taping-Concept beinhaltet verschiedene Elemente und Taping-Techniken aus Japan, Korea, Deutschland und den Niederlanden. Eine dieser speziellen Anwendungen ist das »Cross-Tape«, von uns auch Cross-Link genannt. Das aus Korea stammende klassische Cross-Taping dient zur Behandlung von Störungen des Energieflusses. Nach der chinesischen Akupunkturlehre fließt unsere Körperenergie in einem Leitungssystem unter der Haut – den so genannten Meridianen. Erkrankungen, aber auch Narben können zu Störungen in diesem »Energiefluss« führen. Meist wird dann ein Energiestau ausgelöst. Das Medical-Taping-Concept folgt diesem Grundgedanken und hat in Anlehnung daran das Cross-Taping weiterentwickelt.

Gittertapes auf Schmerzpunkten

Beim Cross-Taping werden keine Tapestreifen aus Baumwollgewebe eingesetzt, sondern gitterähnliche Tapes. Deren Größe liegt bei etwa 1,5 x 2,5 Zentimeter. Diese Gittertapes werden auf die energiegeladenen Stellen wie Schmerzpunkte, Triggerpunkte oder Akupunkturpunkte geklebt, die zuvor vom behandelnden Therapeuten manuell aufgesucht und bestimmt wurden. Das Cross-Tape ist selbstklebend, wasserresistent und verliert seine Haftung erst, wenn der Körper die Hilfe der Tapeanlage nicht mehr benötigt. Das kann Wochen dauern.

Anwendungsbeispiele

Die Anwendung von Cross-Tapes hat sich bei folgenden Indikationen bewährt:
- Muskelverspannungen,
- Gelenkschmerzen (postoperativ, Arthrose, Überlastung),
- Kopfschmerzen,
- Migräne,
- Tinnitus,
- Wirbelsäulenprobleme,
- Prellungen,
- organische Schmerzen.

Fachkenntnisse erforderlich

Aufgrund der komplexen Wirkungsweise der Cross-Tapes sollte die Behandlung ausschließlich von ausgebildeten MTC-Therapeuten vorgenommen werden.

Kleben und kleben lassen – Die MTC-Therapie

Jeder verantwortungsbewusste Mensch weiß: Krankheiten müssen ernst genommen werden. Nicht nur diejenigen, die uns unablässig quälen oder uns außer Gefecht setzen, sondern auch diejenigen, die sich über kleinere Beschwerden langsam einschleichen. Dies vorauszuschicken scheint uns wichtig zu Beginn dieses Kapitels, bei dem es um die Frage geht, wer unter welchen Voraussetzungen nach dem MTC behandeln darf. Das Konzept scheint einfach, die Erfolge sind leicht zu erzielen, Risiken und Nebenwirkungen aus dem Konzept selbst sind bisher nicht bekannt.

Wer darf nach dem Medical-Taping-Concept behandeln?

In diesem Satz liegt allerdings eine Einschränkung, die sehr wichtig ist: »… aus dem Konzept selbst«. Tatsächlich können die Tapes selbst keinen Schaden anrichten. Aber indem sie den Schmerz nehmen, können sie von seiner Ursache ablenken.

Wichtig ist: Es muss immer die Ursache der Erkrankung geklärt werden. Ist die dem Schmerz zugrunde liegende Krankheit mit dem Tape selbst nicht in den Griff zu bekommen, muss sie mit anderen Methoden in Angriff genommen werden.

Grundsätzlich die Ursache einer Krankheit klären

Um es an einem einfachen Beispiel zu verdeutlichen: Bei Zahnschmerzen kann der Betroffene durch ein Tape oder einen Cross-Link Linderung erfahren, die quälenden Zahnschmerzen verschwinden. Der schadhafte Zahn aber, der die Schmerzen verursachte, bleibt dennoch schadhaft. Und er wird wieder quälen, sobald er Gelegenheit dazu bekommt. Tape und Bohrer können sich in diesem Fall lediglich ergänzen. Wer das beherzigt, dem kann mit dem Tape geholfen werden. Das Tape nimmt den Schmerz. Häufig, vor allem bei muskulären Problemen, rückt es auch dessen Ursache zu Leibe. Aber es nimmt niemals die Verantwortung, die Ursachen sorgfältig zu ergründen.

Kann man sich selbst tapen?

Mit der vorausgeschickten Feststellung ist eine Linie gezogen, die jeder beachten sollte bei der Frage: »Kleben oder kleben lassen?«

Wer diese Linie einhält, der kann sich auch selbst tapen. Bei kleineren Problemen ist das wirklich keine große Sache.

Unkomplizierte Japaner

Zum Beispiel in Japan, wo das Taping sehr viel verbreiteter ist als in Europa, macht man aus dem Anlegen eines Tapes keine große Sache. Man bepflastert sich dort, wo ein Schmerz verspürt wird, kurzerhand mit einem Tape, lässt dieses einige Zeit wirken – und zieht es nach ein paar Stunden wieder ab. Schmerz weg, Pflaster weg.

Anhaltende Wirkung erwünscht

Hierzulande wird etwas anders gedacht. Die Therapeuten und Ärzte, die das Medical-Taping-Concept einsetzen, wollen keinen vorübergehenden Effekt, sondern eine anhaltende Wirkung erzielen.

Wie lange dauert die Behandlung?

Es gibt Wehwehchen, die sind rasch abgetan, und es gibt Krankheiten, die eine dauerhafte Zuwendung erfordern. Das ist grundsätzlich so. Beim MTC verhält es sich nicht anders. Manche Probleme sind mit einem Tape aus der Welt zu schaffen, andere können eine innige Beziehung zwischen dem Patienten und dem Therapeuten wachsen lassen. Darum lässt sich die Frage nach der Behandlungsdauer nicht generell beantworten. Die Dauer der Therapie variiert von Krankheitsbild zu Krankheitsbild, von Fall zu Fall.

Die Dauer der Therapie variiert

Wir haben deshalb bei der Beschreibung der therapierbaren Krankheitsbilder die ungefähre Behandlungsdauer angegeben. Dabei handelt es sich aber wirklich nur um einen Annäherungswert, wie er sich aus Erfahrungen der Praxis ergeben hat.

Sie finden diese Angabe bei dem jeweiligen Krankheitsbild, hervorgehoben auf dieser Zeitschiene:
Behandlungsdauer/-häufigkeit: einmalig – **kurz** – **mittel** – länger – andauernd
Die einzelnen Zeitangaben bedeuten:
einmalig = einmal tapen
kurz = zwei- bis dreimal tapen
mittel = vier- bis sechsmal tapen
lang = sieben- bis fünfzehnmal tapen
andauernd = die Behandlung kann nicht abgebrochen werden, da die reduzierten Beschwerden sich wieder einstellen bzw. die Schmerzlinderung aufgehoben wird, sobald die Tapes nicht mehr gesetzt werden.

Bei einigen Krankheitsbildern kann die gesamte Bandbreite von »einmalig« bis »andauernd« möglich sein. Das haben wir dann auch so angegeben. Im Regelfall aber lässt sich die Behandlungsdauer einigermaßen verbindlich bestimmen und begrenzen.

Meist lässt sich die Behandlungsdauer eingrenzen

In welchen Abständen sollen die einzelnen Tapes geklebt werden?

Die Zeitspanne, in der ein Tape getragen wird, ergibt sich aus dem Material und dem Krankheitsverlauf. Das elastische Baumwollgewebe verliert im Laufe der Zeit

Kleben und kleben lassen – die MTC-Therapie

seine Spannkraft. Generell sollte das Tape nach sieben Tagen gewechselt werden. Nach Ablauf einer Woche wird das Tape schlaffer und entfaltet somit nicht mehr seine volle Wirkung.

Auch bei starker Beanspruchung hält ein Tape sieben Tage

Auf einigen Körperpartien ist die Beanspruchung größer, auf anderen geringer. Aber selbst bei starker Beanspruchung hält die Wirkung des Tapes sieben Tage lang an. Es empfiehlt sich also in jedem Fall, diesen 7-Tage-Rhythmus einzuhalten.

Verlängerte Behandlungsintervalle während einer Therapie, zum Beispiel auf zehn Tage oder zwei Wochen, werden vom Therapeuten festgelegt, wenn er es für sinnvoll erachtet. Der Therapeut wird bei mittelfristiger, längerer und gar andauernder Behandlung immer das Bestreben haben,

- die Zahl der Tapes pro Behandlung so weit wie möglich zu begrenzen,
- die Intervalle zu verlängern.

Lässt die Spannkraft des Tapes nach, ist es dem Material nach zehn oder vierzehn Tagen anzusehen: Das Tape wirkt »ausgeleiert«, an den Enden beginnt es sich von der Haut zu lösen.

Bezahlt die Krankenkasse das Taping?

Die gesetzlichen Krankenkassen übernehmen die Kosten nicht. Trotz der nachweisbaren Erfolge fehlt den Pflichtversicherern bislang eine aufwändige Blindstudie, die zur Anerkennung der Kosten führen könnte.

Einige private Krankenversicherer übernehmen die Kosten zum Teil, andere erstatten sie auch ganz. Voraussetzung ist immer eine ärztliche Verordnung. In jedem Fall sollten Sie zuvor mit Ihrer Krankenversicherung sprechen und sich die Modalitäten der Kostenerstattung bestätigen lassen.

Kleben und kleben lassen – die MTC-Therapie

Ob die Zurückhaltung der gesetzlichen Krankenversicherer von Dauer sein kann, ist fraglich. Das Medical-Taping-Concept ist deutlich kostengünstiger als andere Anwendungen, die bei der gleichen Aufgabenstellung eingesetzt werden.

Wer darf nach dem Medical-Taping-Concept behandeln?

Grundsätzlich gilt: Wer Krankheiten behandeln möchte, muss
- die gesetzlichen Voraussetzungen erfüllen,
- die menschlichen Voraussetzungen erfüllen.

Der erste Punkt ist eindeutig: Nach dem Gesetz dürfen nur Ärzte, Heilpraktiker und Physiotherapeuten (auf ärztliche Anweisung) Krankheiten behandeln.

Der zweite Punkt ist bereits nicht mehr eindeutig: Der Erfolg einer Behandlung hängt auch von dem Vertrauen ab, das der Betroffene in Arzt oder Therapeuten setzt. Unabhängig von den sehr persönlichen Faktoren, aus denen sich solch ein Vertrauen aufbaut, sollte auch geprüft werden, wie gründlich die Kenntnisse des Tapings erworben wurden. Mit gelegentlichen Schnellkursen von der Dauer eines Tages dürfte das erforderliche komplexe Wissen kaum zu erwerben sein.

Fachliche und menschliche Voraussetzungen

Die Ausbildung nach dem Medical-Taping-Concept wird in Grundkenntnissen in Wochenend-Seminaren vermittelt und dann fortlaufend durch zusätzliche Aufbaumodule ergänzt.

Woran erkenne ich einen guten Therapeuten?

Mit dem MTC sind verblüffende und schnelle Erfolge zu erzielen. Dennoch wird der verantwortungsbewusste Therapeut nicht ausschließlich von Erfolgen sprechen, sondern auch:

- auf die Grenzen seiner Möglichkeiten hinweisen,
- wenn notwendig, die Behandlung der ursächlichen Krankheit mit anderen Mitteln empfehlen,
- die Behandlung auf den erforderlichen Zeitraum begrenzen,
- alles daransetzen, dass der Patient mit dem Erreichten zufrieden ist, und
- den Patienten auf ein mögliches Problem des Erfolges hinweisen: Der Zustand der Zufriedenheit wird beim MTC schnell, manchmal sogar zu rasch erreicht. Jedenfalls schneller, als sich die Psyche darauf einstellen kann. MTC nimmt den Schmerz. Kaum ist der verschwunden, belastet sich der Betroffene sofort wieder voll. Folge: Überbeanspruchung und daraus resultierend erneute Schmerzen. Also: Geduld haben, sich nicht durch die Schmerzfreiheit verführen lassen. Dann bleiben die Schmerzen auf Dauer weg.

Von der Schmerzfreiheit nicht verführen lassen

Der Siegeszug des sanften Pflasters

Wer das Rad erfunden hat, ist nicht bekannt. Irgendwann kam jemand auf das Naheliegende und seitdem hat es diese Entdeckung weit gebracht.
Den Wegbereiter elastischer Tapes dagegen kennen wir. Nun soll diese Entdeckung keinesfalls mit der des Rades gleichgestellt werden. Dieser Vergleich würde wirklich hinken. Aber eine Parallele drängt sich doch förmlich auf:
Nach allem, was bis heute über die Wirkungsweise der elastischen Bänder bekannt ist, muss man sich fragen: Warum ist dieses perfekte Zusammenspiel zwischen Haut und Tape nicht früher erkannt worden? Es ist ebenso nahe liegend wie das sich drehende Rad. Also so selbstverständlich, dass man es eigentlich schon immer hätte wissen müssen.
Hat man aber nicht. Es musste erst einmal einer darauf kommen. Das war der Chiropraktiker und Kinesiologe Dr. Kenzo Kase. Und es ist auch noch nicht lange her, dass ihm die Zusammenhänge zwischen Tapebändern und Schmerzfreiheit auffielen. Gerade mal 35 Jahre.
Der 1942 in Japan geborene Arzt Dr. Kenzo Kase nimmt für sich nicht unbedingt in Anspruch, der Entdecker des elastischen Tapes zu sein. Aber er hat es durch zahlreiche Versuche so weit entwickelt, dass es mit Erfolg eingesetzt werden kann. In seiner Praxis für Chiropraktik in Albuquerque (USA) hatte Dr. Kase nach

Dr. Kenzo Kase fällt etwas auf

neuen Möglichkeiten gesucht, Sportverletzungen zu therapieren. Als ein anderer Arzt ihn während eines Kongresses auf die elastischen Bänder hinwies, war das so etwas wie eine Initialzündung. Fortan experimentierte Dr. Kase mit verschiedenen Arten von Tapes und Techniken der Anlage. Mehrere Jahre verbrachte er mit Versuchen, bis er das richtige Material und die richtige Art des Klebens gefunden hatte. Er nannte die Bänder »Kinesio-Tapes« und die neue Methode »Kinesio-Taping«. Eine neue Form der Schmerzbehandlung war entstanden.

Kinesio-Tapes

Dabei nutzte Dr. Kenzo Kase die körpereigenen Heilungsprozesse, verbunden mit den Prinzipien der Kinesiologie.

Was Taping mit Kinesiologie zu tun hat

Die Kinesiologie ist eine ganzheitliche Behandlungsmethode, basierend auf Erkenntnissen der Traditionellen Chinesischen Medizin. Mit einem einfachen Muskeltest werden dabei innere Blockaden aufgespürt und durch Berührung gelöst. Dabei kann Stress abgebaut, Energie freigesetzt und die Konzentrationsfähigkeit erhöht werden. Diese Berührung wird verglichen mit der Akupunktur – allerdings ohne Nadeln.

Kinesiologie spürt Blockaden auf

Dieses alte Wissen um die Zusammenhänge der Lebensströme verband sich mit der relativ jungen Entdeckung des amerikanischen Chiropraktikers Dr. George Goodheart: Die Ursache für Verspannungen in einem Muskel, so hatte er erkannt, liegt nicht in diesem Muskel selbst (wie allgemein angenommen), sondern in seinem geschwächten Gegenspieler; dieser löst die Verkrampfung in dem betroffenen Muskel aus.
Der Ansatz von Dr. Kenzo Kase besitzt also dreifache Wurzeln:

- die Kinesiologie,
- die Erkenntnis von den Auswirkungen eines mangelhaften Zusammenspiels der Muskeln und
- die Fähigkeiten der neu entwickelten Tapes.

Daraus wurde die Unterstützung der Muskulatur mittels des Tapebandes entwickelt.

1979 kehrte Dr. Kenzo Kase nach Japan zurück und ließ sich in Tokio nieder. Ein Jahr später machte er seine Kinesio-Tape-Methode publik.

Was ein »Pferdekuss« alles auslösen kann

Die ersten Klienten, die Dr. Kase im größeren Umfang tapete, waren die Spieler der olympischen Volleyballmannschaft Japans. Profis anderer Sportarten folgten bald, allerdings vorerst nur in Japan. Dort fand die neue Methode bald erhebliche Anerkennung.

Wohlgemerkt, bei den japanischen Sportlern. Europäische Sportler hatten entweder keine Kenntnisse von dieser neuen Methode oder sie standen ihr skeptisch bis ablehnend gegenüber. Auch solche, die als Profis auf japanischen Gehaltslisten standen. Dazu gehörte beispielsweise der Fußballer Alfred Nijhuis, der lange beim MSV Duisburg gespielt hatte. Dann hatte er sich in die japanische J-League verdingt. Mit dem Taping aber, das er dort kennen lernte, hatte er nichts im Sinn. Wenn sich seine japanischen Mitspieler vorsorglich oder nach Verletzungen tapen ließen, bestand Nijhuis auf einer ordentlichen, herkömmlichen Massage. Die kannte er von daheim, und ihr vertraute er.

Wie das Tape zum Fußball kam

Mit dieser ablehnenden Haltung konnte er sich durchsetzen, bis er bei einem Training einen gewaltigen Tritt gegen den Oberschenkel erhielt. So etwas wird unter Sportlern liebevoll »Pferdekuss« genannt. Hat so ein Pferd geküsst, dann schmerzt das außerordentlich und es entwickelt sich ein phänomenaler Bluterguss. Spielen kann der Betroffene dann vorerst nicht mehr. Jedenfalls nicht so, wie es von einem Profi erwartet wird. Nijhuis aber war für ein wichtiges Spiel am nächsten Tag aufgestellt. Er musste und wollte also spielen. In diesem Dilemma ließ er sich zum ersten Mal tapen. Ganz nach dem Motto: Egal, ob es hilft, ich habe jedenfalls alles versucht. Und schaden wird es schon nicht ...

Der Bluterguss blieb aus

Die Wirkung war für Nijhuis ganz und gar erstaunlich. Der Schmerz ließ nach, das mit Sicherheit zu erwartende Hämatom blieb aus, Alfred Nijhuis konnte am nächsten Tag antreten. Kein Wunder, dass aus dem Skeptiker über Nacht ein glühender Befürworter geworden war. Nachdem sein Engagement in Japan ausgelaufen war, kehrte Nijhuis 1997 nach Europa zurück und nahm einen Vertrag als Profifußballer bei Borussia Dortmund an. Er erzählte seinem Freund und ehemaligen Physiotherapeuten beim MSV Duisburg, Eric ten Bos, von seiner japanischen Entdeckung und empfahl ihm dringend, sich mit dieser unglaublichen Methode vertraut zu machen. Vorsorglich hatte er einige Bänder mitgebracht – zur Demonstration und für seinen eigenen Bedarf.

Erste Ausbildung durch Dr. Kase in Deutschland

Über Eric ten Bos gelangte Kinesio-Taping nach Holland und 1999 schließlich auch wieder nach Deutschland. 2001 kam Dr. Kenzo Kase nach Deutschland und bildete die ersten deutschen Physiotherapeuten persönlich zu Certified Kinesio-Taping Instructors aus. Unter ihnen befand sich auch Ralph-E. Gericke, einer der Autoren dieses Buches.

Neue Möglichkeiten der Behandlung

Seither sind nur wenige Jahre vergangen, aber in der Entwicklung hat sich sehr viel getan. Es ist, als habe es nur des Anstoßes bedurft, den Dr. Kenzo Kase 2001 gegeben hat. Aus seiner Kinesio-Taping-Methode entwickelte sich eine neue Behandlungsform, das Medical-Taping-Concept.

Die Weiterentwicklung: das Medical-Taping-Concept

Es wurden zusätzliche Anwendungsmöglichkeiten erschlossen, beispielsweise die Behandlung der Migräne, die heute zu den großen und umfassenden Therapiegebieten gehört. Dr. Kenzo Kase, der sich vornehmlich mit Problemen der Muskulatur befasst, hatte die Entdeckung dieser Anwendung seinen europäischen Schülern überlassen.

Die Eleven hierzulande mussten ohnehin feststellen, dass Asiaten auf bestimmte Vorgänge im Körper anders reagieren als Europäer. Auf europäische Weise gegen Kopfschmerzen angelegte Tapes wirken bei einem Japaner absolut kontraproduktiv, sie lösen bei ihm erst recht Kopfschmerzen aus. Dreht man die Anlagerichtung der Tapes um, funktioniert es beim Japaner, er wird von seinen Kopfschmerzen befreit. Bei einem Europäer ist dagegen die gegenteilige Reaktion zu beobachten. Auch dies gehört zu den MTC-Phänomen, die bis jetzt nicht zu erklären sind.

Ohrensausen, Blasendrang und Polyneuropathie gehören zu den Krankenbildern, bei denen die positive Wirkung des Tapens in Deutschland entdeckt wurde.

Neue Behandlungsmöglichkeiten in Deutschland entdeckt

Zu diesen Weiterentwicklungen zählen auch neue Anlagetechniken wie das Ankletape des Holländers René Claassen. Bei diesem mechanischen Tape wird durch starken Zug der Bänder der Gelenkspalt wieder in die richtige Position gebracht und dort gehalten.

Auch der Einsatz der festen Cross-Links wurde erstmalig mit großem Erfolg in Deutschland erprobt. Die Zahl der notwendigen Behandlungen bei den Krankheitsbildern Migräne und Tinnitus konnte in Kombination mit den Cross-Links deutlich reduziert werden.

Die Entdeckung zusätzlicher Behandlungsmöglichkeiten ist umso bemerkenswerter, als Japan und die Vereinigten Staaten noch immer die Hochburgen des Tapens sind. In Deutschland hat das Medical-Taping-Concept seine große Zeit noch vor sich.

MTC ist daher nur das vorläufige Ergebnis dieser rasanten Entwicklung. Bei diesem Stand des Wissens wird es nicht bleiben. Je mehr Ärzte die Methode einsetzen, desto rascher werden auch weitere zusätzliche Möglichkeiten entdeckt werden.

Tape on Tour – Sportverletzungen vorbeugen und heilen

MTC hilft nicht nur Kranken

Die Ansätze können unterschiedlicher nicht sein. Die östlich geprägte Medizin versteht sich in erster Linie als vorsorgliche Maßnahme zur Vermeidung einer Krankheit. Erst auf Platz zwei der Wertigkeit folgt in der Traditionellen Chinesischen Medizin die Heilung von bereits eingetretenen Krankheiten. Bei der westlichen Medizin ist es genau umgekehrt: Im Vordergrund steht die Therapie bereits ausgebrochener Krankheiten und erst in zweiter Linie werden präventive Maßnahmen empfohlen.

Kranke gesund machen oder Gesunde vor Krankheit bewahren

Selbstverständlich wird jeder verantwortungsbewusste Mediziner oder Angehörige eines Heilberufes seinen Patienten vorsorglich guten Rat mit auf den Weg geben. Ebenso selbstverständlich geht auch mancher Patient vorbeugend zu seinem Arzt. Aber insgesamt sind das Ausnahmen. In den Wartezimmern sitzen überwiegend kranke Menschen und nicht etwa gesunde Menschen, die etwas gegen eine mögliche Krankheit unternehmen möchten.

Dieser grundsätzliche Unterschied im Ansatz spiegelt sich auch in der Entwicklung des Tapens, nachdem es von Japan nach Europa gekommen war.

Obgleich das Kinesio-Taping für die Sportmedizin entwickelt worden war und obgleich am Anfang der Behandlung in Japan die Prophylaxe stand, rückten für das sanfte Pflaster nach seiner Ankunft in Europa andere Aufgaben in den Vordergrund.

In Europa werden die elastischen Tapes in erster Linie wegen ihrer schmerzlindernden Wirkung und wegen ihrer Unterstützung bei der Heilung geklebt. Weit weniger aus Gründen der Vorbeugung. Warum eigentlich?

MTC zur Leistungssteigerung im Sport

Das Medical-Taping-Concept ist eine ideale Maßnahme zur Förderung der Leistungssteigerung im Sport und zur Prophylaxe unangenehmer Begleiterscheinungen, wie sie beim Sport immer wieder auftreten können.

Radsport: Das Tape brachte Lance Armstrong nach Paris

Ausnahmesportler Lance Armstrong, der nach seinem sechsten Sieg bei der Tour de France bereits heute eine Radsport-Legende ist, erklärte nach seiner triumphalen Einfahrt in Paris: »Mein erster Erfolg 1999 war wie ein Schock. Das Gefühl, im Gelben Trikot über die Champs-Elysées zu fahren, war völlig neu für mich. Damals hätte ich nicht gedacht, dass ich noch einmal und dann noch mal und noch mal gewinne. Inzwischen bin ich aufgrund meiner Erfahrung viel gelassener. Dennoch ist der sechste Sieg wirklich etwas Besonderes für mich. Damit habe ich Geschichte geschrieben.«

Und er erklärte, worin für ihn die Voraussetzung zu solch einem phänomenalen Erfolg besteht:

Das Geheimnis des Erfolges

»Ich bin mir sicher, es ist eine Mischung aus Talent und harter Arbeit. Das Geheimnis besteht darin, auch am Neujahrstag auf dem Rad zu sitzen. Und darin, sechs Wochen vor der Tour nicht zehn Kilo Übergewicht zu haben.«

MTC hilft nicht nur Kranken

In seinem Buch »Jede Sekunde zählt« nennt er noch einen weiteren Faktor: das Tape. Ohne »the tape« wäre er niemals nach Paris gekommen. Mit »the tape« kam er nach Paris – als Gewinner der Tour.
Lance Armstrong ist nicht der einzige Radsportler, der die Wirkung des Tapes für sich entdeckt hat. Vor allem Waden und Nacken lassen sich viele Radsportler gerne tapen.

Fußball/Handball: Was die Koreaner unter den Stutzen trugen

Bei der Fußball-Weltmeisterschaft 2002 kam die südkoreanische Nationalmannschaft bemerkenswert weit, obwohl Südkorea nicht unbedingt zu den so genannten Fußball-Nationen gezählt wird. Auffallend war vor allem, wie die Südkoreaner auch bei scharfem Tempo mithielten und dass sich keiner der Spieler während des Matches mit einem Muskelkrampf am Boden wälzte. Solche Bilder waren bei anderen Mannschaften immer wieder zu sehen.
Das Geheimnis der Südkoreaner offenbarte sich, wenn sie nach dem Schlusspfiff die Stutzen herunterzogen: Die Wadenmuskulatur der Spieler war getapet. Nicht die eines einzelnen Spielers, der sich persönlich für diese Maßnahme entschieden hatte, sondern die Waden der gesamten Mannschaft waren prophylaktisch mit Tapestreifen geklebt worden. Mit Erfolg, wie zu sehen war.

Eine ganze Mannschaft mit Tape

Auch in der Bundesliga setzen mehr und mehr Betreuer auf die sanften Pflaster. Insgesamt kommt der Sport immer weniger ohne die Tapes aus. Borussia Dortmund, München 1860, THW Kiel, Hamburger Sport-Verein (HSV), Eintracht Nordhorn, NTSV Stralsund, Bayern München, SV Eichede, TSV Ellerbek – alle diese

Mannschaften werden vorsorglich getapet. Bei der deutschen Handball-Nationalmannschaft werden prophylaktisch die Knie getapet. Unsere Hockey-Nationalmannschaft ist inzwischen geschult worden, sich die Tapes für das obere Sprunggelenk selbst anzulegen.

Leichathletik: Wieder laufen lernen

Große Marathonläufe erfreuen sich zunehmender Beliebtheit. Immer mehr Menschen versuchen gegen die Grenzen ihrer Leistungsfähigkeit anzurennen. Viele von ihnen erkennen rechtzeitig vorher ihre Schwachpunkte und versuchen sie auszugleichen. Taping ist für sie inzwischen fester Bestandteil ihrer Vorbereitung. Die Tapes werden weniger um einer eventuellen Steigerung der Leistung willen geklebt, sondern als Vorbeugung gegen mögliche Wadenkrämpfe. In Sachen Leistungssteigerung braucht es noch zusätzliche Erkenntnisse. Doch sicherlich ist es bereits eine enorme Verbesserung, wenn der Lauf in seiner gesamten Distanz durchgehalten werden kann.

Vorbeugen gegen Wadenkrampf

Gitta Stahmer hat ihre Leidenschaft für den Marathonlauf bereits als junges Mädchen entdeckt. Mittlerweile ist sie Mitte dreißig, also noch in einem guten Alter für eine Läuferin. Eigentlich hätte das noch lange so gehen sollen, drei oder vier große Läufe pro Jahr wollte sie bestreiten.

Aber es ging nicht mehr. Nach 20 Kilometern musste sie regelmäßig aufgeben. Schmerzen im Fußballen zwangen sie dazu. Nun könnte jemand, der nicht zur Kategorie der Marathonläufer gehört, meinen, 20 Kilometer, das sei doch auch ganz ordentlich, damit könne man doch durchaus zufrieden sein. Aber nicht eine Marathonläuferin. Die ist es gewohnt, bei der Wegmarke von 20 Kilometer erst richtig auf Touren zu kommen.

MTC hilft nicht nur Kranken

Und da Marathonläufer zur Spezies der Ausdauersportler zählen, bewies auch Gitta Stahmer ihre Ausdauer bei der Lösung ihres Problems. Sie stattete ihre Schuhe mit verschiedenen Sporteinlagen aus, aber das brachte nicht den gewünschten Erfolg. Nach wie vor war nach 20 Kilometern jedes Mal wieder Schluss.
Gitta Stahmer probierte neue Einlagen. Aber was sie auch versuchte, die Probleme wurden größer, die Wegstrecke, nach der sie aufgeben musste, wurde kürzer.

Einlagen nahmen nicht den Schmerz aus dem Fuß

Tipp: Einlagen regelmäßig überprüfen lassen
Alle sechs bis zwölf Monate werden von den Krankenkassen neue Einlagen bewilligt. Es empfiehlt sich, diese Möglichkeit auch zu nutzen, denn beim Anpassen der neuen Einlagen wird gleichzeitig eine Überprüfung auf eine mögliche Veränderung am Fuß vorgenommen. Die Einlagen werden dann entsprechend reguliert.

Bei Gitta Stahmer weiteten sich die Probleme aus. Auch beim Gehen oder Stehen hatte sie zunehmend Schwierigkeiten: »Wenn ich eine Weile in einem Einkaufszentrum unterwegs war, hatte ich das Gefühl, auf dem bloßen Knochen zu laufen.«
Als Gitta Stahmer mit der Taping-Behandlung begann, konnte sie keine zehn Kilometer am Stück mehr laufen. Erst allmählich verlängerte sich während der Behandlung die Distanz wieder.
Mit dem geschädigten Fuß versuchte der Körper immer wieder, eine Schonhaltung einzunehmen. An die hatte er sich schließlich über die Jahre gewöhnt. Aufgabe des Therapeuten ist es in solch einem Fall, den Körper wieder in eine andere Haltung zu bringen. Dazu ist eine genaue Analyse notwendig, die nur eine geschulte Fachkraft vornehmen kann. Der Betroffene kann das

Weg von der schädlichen Schonhaltung

nicht leisten, da man seine Körperhaltung in der Regel selbst nicht richtig beurteilen kann.

Vorsorge und Problemlösung kombinieren
Im Sport kann das Medical-Taping-Concept also zweierlei Funktionen ausfüllen:
- Prophylaxe gegen mögliche Probleme und Schäden sowie
- Aufhebung bereits eingetretener Schäden.

Gitta Stahmer hat, wie sie am Ende der Therapie augenzwinkernd sagte, »das Laufen wieder gelernt«. Nun ist sie erneut im Pulk dabei, »immer im ersten Drittel«, betont sie und freut sich darüber.

Krankheitsbilder im Einzelnen: Ursachen und Hilfe

Von Kopf bis Fuß: Wo das Medical-Taping-Concept hilfreich ist

Sowohl anhand der Abbildung auf der nächsten Seite als auch aus der unten stehenden Auflistung können Sie leicht erkennen, welche Körperregionen und Beschwerden sich mit Hilfe des Medical-Taping-Concepts gut behandeln lassen. Daran anschließend werden die Krankheitsbilder bzw. die entsprechende MTC-Therapie im Einzelnen besprochen. Bei Erkrankungen, die mehrere Körperregionen betreffen können, wurden die entsprechenden Bereiche jeweils hinter der Krankheitsbezeichnung in Klammern angegeben.

Erkrankungen, die mehrere Körperregionen betreffen können

1–7 Gesamter Körper
- Fibromyalgie (Region 1–7)
- Gelenkschmerzen (Region 1–7)
- Gelenkverstauchung (Gelenkdistorsion) (Region 1–7)
- Lymphödem (Region 1–7)
- Morbus Sudeck (Region 1+7)
- Multiple Sklerose (Region 1–7)
- Muskelfaserriss (Region 1–7)
- Muskelschmerzen (Region 1–7)
- Muskelverkrampfung (Region 1–7)

Krankheitsbilder im Einzelnen: Ursachen und Hilfe

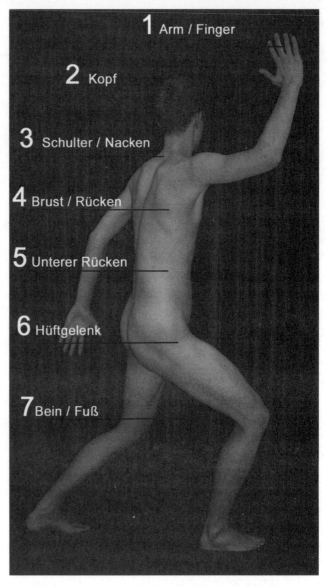

Die Körperregionen 1–7 können von der MTC-Therapie profitieren.

Von Kopf bis Fuß

- Muskelverspannungen (Myogelosen) (Region 1–7)
- Nervenentzündung (Polyneuropathie) (Region 1–7)
- Nervenschmerzen (Neuropathie) (Region 1–7)
- Rheumatischer Formenkreis (Region 1–7)
- Versorgung vor operativen Eingriffen (z.B. bei Weisheitszähnen, Knie-, Hüft- und Schultergelenkersatz) (Region 1–7)

1 Die Finger-Arm-Region
- Daumenarthrose (Rhizarthrose)
- Fingergelenkarthrose
- Golferellenbogen (Epicondylitis ulnaris humeri)
- Handschmerzen (Karpaltunnelsyndrom)
- Tennisarm (Epicondylitis radialis humeri)

Die Finger-Arm-Region

2 Der Kopf
- Beschleunigungsverletzungen der Halswirbelsäule
- Cluster-Kopfschmerz
- Gesichtsschmerz (Trigeminusneuralgie)
- Kiefergelenkerkrankung (Kiefergelenkdysfunktion)
- KISS-Syndrom (Kopfgelenk-induzierte Symmetrie-Störung)
- Migräne
- Ohrensausen (Tinnitus)
- Schmerzen nach Zahn-/Kieferbehandlung
- Schnarchen (Schlafapnoe)
- Schwindel
- Spannungskopfschmerz
- Zahnschmerzen

Der Kopf

3 Die Schulter-Nacken-Region
- Frozen Shoulder
- Impingementsyndrom (Periarthritis humeroscapularis)

Die Schulter-Nacken-Region

Krankheitsbilder im Einzelnen: Ursachen und Hilfe

- Muskelschmerz im Schultergelenk (Rotatorenmanschettensyndrom)
- Nacken-Schulter-Arm-Syndrom
- Osteoporoseschmerzen (Region 3+4+5)
- Schulterschmerzen (Supraspinatussyndrom, Insertionstendopathie)

Brust und Rücken

4 Brust und Rücken
- Bandscheibenvorfall (Diskusprolaps) (Region 4+5)
- Rückenschmerzen (Region 4+5)
- Schmerzen der Brustwirbelsäule (BWS-Syndrom)

Unterer Rücken

5 Unterer Rücken
- Hexenschuss (Lumbago)
- Ischiasschmerzen (Ischialgie)
- Kreuzschmerzen (LWS-Syndrom)
- Lendenschmerzen (Lumboischialgie)

Die Hüftgelenk-Region

6 Die Hüftgelenk-Region
- Beckenschmerzen (Iliosakralblockade)
- Blasenschwäche (Harninkontinenz)
- Gesäßschmerzen (Piriformis-Syndrom)
- Hüftgelenkschmerzen (Coxalgie)
- Regelschmerzen (Menstruationsbeschwerden)
- Steißbeinschmerzen

Beine und Füße

7 Beine und Füße
- Ballenfuß (Hallux valgus)
- Fersensporn (Calcaneus-Exostose)
- Kniegelenkschmerzen (Gonarthrose)
- Kniescheibenspitzensyndrom (Patellarspitzensyndrom)
- Knorpelerweichung der Kniescheibe (Chondropathia patellae)

- Schmerzende Achillessehne (Achillodynie)
- Sprunggelenkverletzung
- Unruhige Beine (Restless-Legs-Syndrom, Anxietas tibiarum)
- Vordere Kreuzbandplastik (VK-Plastik)

1–7: Gesamter Körper

Fibromyalgie (Region 1–7)

Problembeschreibung: Den ganzen Körper betreffende, lange anhaltende Schmerzen des Bewegungsapparats, sowohl der Sehnen als auch der Muskeln. Hinzu kommen nicht selten Schlafstörungen und Depressionen. Die Diagnose Fibromyalgie wird immer häufiger gestellt. Frauen sind sehr viel öfter als Männer von der Krankheit betroffen. Meist tritt sie im Alter zwischen 20 und 50 Jahren auf. Sie kann nahezu alle Körperregionen betreffen und ist gekennzeichnet durch diffuse, breitflächig schmerzhafte Bereiche mit »rheumatischen« Beschwerden. Die Schmerzschwelle ist deutlich herabgesetzt. Empfindliche Schmerzdruckpunkte an 18 definierten Stellen (Tender Points): jeweils beidseitig an Hinterkopf, Schultersattel, Schulterblattwinkel, Knochen-Knorpelgrenze der 2. Rippe, Ellenbogen außen, Beckenkamm-Ansatz, Oberschenkel außen, Kniegelenk.

Auch folgende Symptome sind kennzeichnend für die Fibromyalgie: heftige Reaktion auf physischen und psychischen Stress mit rascher Ermüdbarkeit

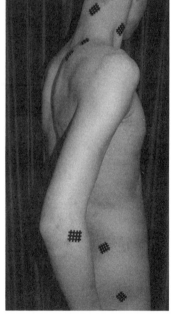

Mögliche Platzierung von Cross-Links bei Fibromyalgie

Krankheitsbilder im Einzelnen: Ursachen und Hilfe

und schneller Erschöpfung, geringere Belastbarkeit, Leistungsschwäche und Konzentrationsstörungen. Erhebliche Schlafstörungen; Depression und andere psychische Störungen.

Ursache: Die Krankheit wird ausgelöst durch eine Vielzahl von psychischen, neurologischen und funktionellen Störungen. Häufig ist eine Kombination von emotionalem und psychischem Disstress. Organische Erkrankungen – Veränderungen der Muskeln und Sehnen – sind in der Regel nicht feststellbar. Die Ursachen der Krankheit sind noch weitgehend unbekannt, ebenso ihr weiterer Verlauf. Psychosoziale Störungen werden als Verursacher vermutet. Körperlicher und seelischer Stress verstärken den Schmerz. Häufig werden auch Partnerschaftskonflikte als mögliche Auslöser festgestellt, ebenso wie chronische Schmerzen.

Partnerschaftskonflikte als Auslöser von körperlichem Schmerz

Medical Taping: Es werden sowohl I-, Y- und X-Tapes als auch Cross-Links geklebt, dem umfassenden Bild der Beschwerden entsprechend. Dabei werden die Tapes zur Entspannung der Muskeln auf dem jeweils von Schmerzen betroffenen Bereich platziert. Damit soll eine bessere Lebensqualität erreicht werden. Und dazu gehört die Linderung bzw. die Befreiung von Schmerzen. Im Prinzip ist die Erkrankung gutartiger Natur. Durch das Medical Taping können die einzelnen Schmerzbilder gezielt behandelt werden. Die Befreiung von den Schmerzen sorgt für Entspannung, und das ist die wesentliche Voraussetzung zur Besserung. So werden zum Beispiel zur psychovegetativen Entspannung Schlafkuren eingesetzt, die aber nur dann durchgeführt werden können, wenn der Patient schmerzfrei ist. Die hohe Schmerzempfindlichkeit schließt Massagen aus, hingegen wird die Unterstützung von Muskeln und Bindegewebe durch das Tape als angenehm empfun-

1–7: Gesamter Körper

den. Es hilft dem Patienten, wieder Vertrauen in seinen Körper zu bekommen.
Behandlungsdauer/-häufigkeit: einmalig – kurz – **mittel** – **länger** – andauernd

Gelenkschmerzen (Region 1–7)
Problembeschreibung: Nach längeren Ruhepausen sind die Gelenke steif, schwer beweglich. Bei Belastungen schmerzen sie und ermüden schnell. Frauen sind häufiger von Arthrose betroffen als Männer.
Ursache: Häufige Ursache sind Schäden am Knorpel (Arthrosen), gelegentlich auch entzündete Gelenke. Sie erscheinen oft gerötet, geschwollen und fühlen sich warm an. Besonders im Alter ist das Risiko der Arthrose sehr hoch. Chronische, schmerzhafte, zunehmend funktionsbehindernde Gelenkveränderungen entwickeln sich infolge eines Missverhältnisses von Tragfähigkeit und Belastungen. Betroffen sind vor allem Hüft- und Kniegelenk. Eine Arthrose und die damit verbundenen Gelenkschmerzen können durch Überlastungen (Kniegelenke beim Fliesenleger), Vorschädigungen infolge eines Unfalls oder auch eigenständige Gelenkentzündungen (Arthritis) entstehen. Relativ häufig sind Schmerzen im Knie nach Sportverletzungen (Meniskus). Bei einer Gelenkentzündung sind meist mehrere Gelenke betroffen (Polyarthritis).
Medical Taping: Aufgrund des diffusen Krankheitsbildes können Empfehlungen zur Behandlung durch Medical Taping nur zu einzelnen, enger umrissenen Problemen gegeben werden. Generell ist eine Behandlung nach dem Medical-Taping-Concept hilfreich. Es ist jedoch grundsätzlich nach der Ursache der Krankheit

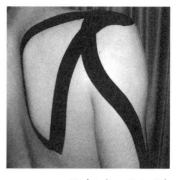

Ein häufiges Beispiel für Gelenkschmerzen: die so genannte Frozen Shoulder

Krankheitsbilder im Einzelnen: Ursachen und Hilfe

zu suchen. Kinesio-Taping nimmt die akuten Schmerzen. Ob eine weitergehende Behandlung erforderlich ist, muss im Einzelfall geprüft werden. Vielfach hilft bereits die bessere Durchblutung durch das Tapen, um die Probleme zu lindern oder auch zu beseitigen.

Behandlungsdauer/-häufigkeit: einmalig – kurz – **mittel** – **länger** – andauernd

Gelenkverstauchung (Gelenkdistorsion) (Region 1–7)

Problembeschreibung: Verstauchungen sind immer mit starken Schmerzen verbunden. Das verstauchte Gelenk ist gar nicht oder nur unter erheblichen Schmerzen zu bewegen. Durch die Verstauchung kommt es zu einer Schwellung, die zu den vier Anzeichen einer Entzündung gehört: Schwellung, Rötung, Schmerz, Bewegungseinschränkung. Bei Distorsionen sind meist drei von ihnen vorhanden: Schmerz, Schwellung und Bewegungseinschränkung. Meist sind Knie- und Sprunggelenke betroffen.

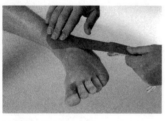
Verstauchungen des Sprunggelenks sind relativ häufig.

Ursache: Gewalteinwirkung von außen auf die Gelenke. Häufig bei einem »falschen« Tritt, beim Umknicken auf einem unebenen Weg oder bei dem Versuch, sich während eines Sturzes abzustützen. Die Verstauchung entsteht durch ein kurzfristiges und gewaltsames Überdehnen eines Gelenks.

Medical Taping: Es kommt darauf an, die Gelenke wieder mit Blut zu versorgen. Dazu können alle Anlage-Möglichkeiten genutzt werden, alle Tape-Formen sind einsetzbar. Dabei wird gezielt die Haut angehoben. Damit kann das Blut besser fließen und die Gelenke ausreichend versorgen. Besser versorgte Gelenke schwellen rascher wieder ab. Gleichzeitig wird damit

1–7: Gesamter Körper

das körpereigene Schmerzdämpfungssystem aktiviert.
Behandlungsdauer/-häufigkeit: **einmalig – kurz – mittel** – länger – andauernd

Lymphödem (Region 1–7)

Problembeschreibung: Lymphgefäße überziehen die gesamte Körperoberfläche. Aufgabe des Lymphsystems ist der Abtransport eiweißreicher Flüssigkeit (der Lymphe) aus dem Bindegewebe in den Blutkreislauf. Am Tag werden 2,4 Liter, unter Umständen auch sehr viel mehr »umgeschlagen«. Oder aber auch weniger! Das ist dann die Ursache vieler Probleme. Denn wird der Abtransport der Lymphe negativ beeinflusst, staut sich die eiweißreiche Flüssigkeit im Gewebe, es kommt zu sichtbaren Schwellungen, den Lymphödemen. Frauen sind häufiger betroffen als Männer.

Auch die Elephantiasis wird durch Lymphödeme verursacht. Dabei vergrößern sich durch chronische, häufig schmerzhafte Lymphstauung bestimmte Körperabschnitte, insbesondere die unteren Gliedmaßen und die äußeren Geschlechtsorgane.

Ursache: Lymphödeme entstehen durch eine Erkrankung der Lymphgefäße. Es wird zwischen primären und sekundären Lymphödemen unterschieden. Primäre Lymphödeme entstehen durch angeborene Missbildungen oder Funktionsstörungen des Lymphgefäßsystems. Sekundäre Lymphödeme können als Folge von Infektionen, Bestrahlung oder Operationen neu auftreten.

Medical Taping: Durch eine spezielle Lymphtechnik des Tapes wird auf eine Druckentlastung und Schmerz-

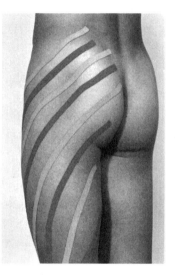

Tape-Anlage bei Lymphödem im linken Bein

Krankheitsbilder im Einzelnen: Ursachen und Hilfe

Bei der Aktivierung der Lymphbahnen ist MTC außerordentlich erfolgreich

linderung – besser noch Schmerzbefreiung – hingearbeitet. Mit dem elastischen Tape kann die Lymphe wieder in Fluss gebracht werden. Arbeiten die Lymphknoten zuverlässig, werden die Tapes auf das zu drainierende Gebiet der Lymphbahnen geklebt, und zwar in der Länge des zu entsorgenden Gebietes bis zum nächsten Lymphknoten. Dazu wird ein in drei bzw. vier Streifen geschnittenes Tape ohne Zug auf den Lymphknoten geklebt und abgestreift; dadurch wird die Strömungsrichtung zum Lymphknoten aktiviert und eine Entlastung des lymphatischen Systems erreicht. Arbeitet der nächstgelegene Lymphknoten nicht, kann mittels Tape die Lymphe umgeleitet werden. Gerade bei der Aktivierung der Lymphbahnen hat sich das Medical Taping als außerordentlich erfolgreich erwiesen. Die Aufhebung des Staus mindert die Schmerzen und sorgt für einen besseren Lymphabfluss. Während eines Lymphstaus können auch vegetative Nerven geschädigt werden. Die Auflösung des Ödems sorgt für eine Erweiterung der Gefäße. Lymph- und schmerztherapeutisch relevant sind vor allem Lymphödeme nach einer Brustoperation.

Behandlungsdauer/-häufigkeit: einmalig – kurz – mittel – **länger** – andauernd

Morbus Sudeck (Region 1+7)

Problembeschreibung: Schmerzhafte Organstörung, die nach Arm- oder Beinverletzungen auftreten kann. Dabei klagen die Patienten über diffuse, heftige und brennende Schmerzen, wie sie auch von Nervenverletzungen bekannt sind. Die mit Morbus Sudeck verbundene Zirkulationsstörung verfärbt die betroffenen Partien bläulich. Beteiligte Gelenke versteifen. Ein Morbus Sudeck der Hand kann zur Invalidität führen. Im

Bereich der Beine tritt die Erkrankung vor allem in der Hüft-, Knie- und Fuß-Region auf.

Ursache: Ein Morbus Sudeck entwickelt sich in drei Stadien: 1. Starke Schmerzen, auch in Ruhe, Flüssigkeitsansammlung, Haut rötlich/blau verfärbt. 2. Rückbildung des Gewebes (und der Schwellung), glänzende Haut, Nachlassen des Schmerzes. 3. Knochen und Muskeln sind reduziert, Gelenkkapseln geschrumpft. Die Haut ist dünn, den Knochen fehlt Kalk. Starke Bewegungseinschränkung.

Medical Taping: Kombination aus I- und Fächer-Tape. Bei Störung der Hand wird das Tape vom Handrücken ausgehend (Basis des Tapes dort aufgesetzt, wo die geschlossene Fläche beginnt) spiralförmig um die Finger gewickelt. Der längere Teil der geschlossenen Basis des Tapes läuft auf dem Unterarm in die Muskulatur aus.

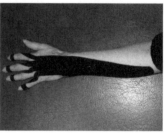

Tape-Anlage bei Morbus Sudeck der Hand

Gefäßerweiternde und damit durchblutungssteigernde Wirkung des Tapes. Gleichzeitig werden die Lymphbahnen erweitert und der lokale Stoffwechsel (besonders wichtig beim Morbus Sudeck) optimiert. Die schmerzlindernde Wirkung hält über die eigentliche Behandlungszeit hinaus an. Das ist darauf zurückzuführen, dass beim Morbus Sudeck auch das vegetative Nervensystem betroffen ist und durch das Tapen reguliert wird.

Behandlungsdauer/-häufigkeit: einmalig – kurz – **mittel** – länger – andauernd

Multiple Sklerose (Region 1–7)

Problembeschreibung: Multiple Sklerose (kurz MS) gehört in Nordeuropa und Nordamerika zu den häufigsten neurologischen Erkrankungen. Auf 100 000 Einwohner kommen vier bis sechs Neuerkrankungen pro Jahr. Die Gefahr zu erkranken, steigt um das 15fache, wenn bereits ein Familienmitglied betroffen ist. Vorwiegend tritt die Krankheit zwischen dem 20. und 50. Lebensjahr in Erscheinung. Sie verläuft meist schubweise mit vorübergehenden Besserungen.

Ursache: MS ist eine Erkrankung des zentralen Nervensystems, bei der es zu Entzündungen im Gehirn und Rückenmark kommt. Als Ursache vermutet wird eine schleichende Infektion im Kindesalter, die erst nach Jahren zum Ausbruch kommt.

Medical Taping: Die Tapes können helfen, das Bewegungsbild zu verbessern und die Schmerzen zu lindern. Dazu wird ein halbiertes I-Tape (Längsschnitt) beidseitig vom Fuß bis zur Wirbelsäule (Lende) aufgebracht. Zusätzlich kann ein Stern in die Lendenwirbelsäule geklebt werden. Das gewährleistet die Versorgung der Beine.

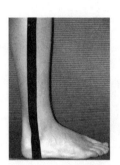

Bei Multipler Sklerose sind häufig die Beine als Erstes betroffen.

40 Prozent der MS-Patienten leiden unter erheblichen, behandlungsbedürftigen Schmerzen, die unter anderem durch eine Verkrampfung der Muskulatur hervorgerufen werden. Das Muskelgewebe ist teilweise narbenartig verdichtet. Die Begleitumstände der Krankheit können spürbar gemildert werden, aber eine auf die Ursache gerichtete Therapie gibt es bislang nicht.

Behandlungsdauer/-häufigkeit: einmalig – kurz – mittel – **länger** – andauernd

Muskelfaserriss (Region 1–7)

Problembeschreibung: Zu sehender (oder zu fühlender) Riss eines Muskels, gelegentlich als Delle erkennbar. Die Bezeichnung »Faserriss« kommt daher, dass dabei die dünnen Muskelfasern einreißen. Der Muskelfaserriss entsteht nicht durch direkte Gewalteinwir-

1–7: Gesamter Körper

kung, sondern vielmehr durch ein starkes Zusammenziehen (Kontraktion) und eine unmittelbar darauf folgende Streckung. Er kann an jedem Muskel auftreten, besonders häufig ist die Wadenmuskulatur betroffen. Meist entsteht der Riss dort, wo die Sehne in den Muskel übergeht. Wird der Muskel selbst gewaltsam durchtrennt, spricht man von einem Muskelriss. Muskelzerrung, Muskelfaserriss und Muskelriss werden unter dem Oberbegriff Muskelverletzungen zusammengefasst. Die Schmerzen hängen jeweils von der Schwere der Verletzung ab.

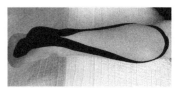

Das große Y-Tape entlastet die Wadenmuskulatur.

Ursache: Im Bereich des Sports sind der Muskelfaserriss oder die Muskelzerrung relativ häufig, der Muskelriss ist seltener. Voraus geht meist eine Ermüdung des Muskels als Folge einer Überbeanspruchung. Wird ein solcher Muskel dann zu stark gedehnt, kann es zur Zerrung kommen. Dabei bleibt die Struktur des Muskels erhalten. Wird aber die Grenze der Belastbarkeit weiter überschritten, kann ein Muskelfaserriss die Folge sein. Zu dieser Verletzung kommt es, wenn der Muskel einer plötzlichen maximalen Belastung ausgesetzt wird, wie es beim Sport häufig vorkommt. Auch kalte Muskeln sind anfällig für derartige Verletzungen.

Überbeanspruchung des Muskels und seine Folgen

Medical Taping: Aktivierung der körpereigenen Transportsysteme – Blut- und Lymphkreislauf. Zudem Aktivierung des körpereigenen Systems zur Schmerzdämpfung. Besonders häufig ist die Wadenmuskulatur betroffen. Grundversorgung: Großes Y-Tape, um die Wadenmuskulatur zu entlasten. Zusätzlich wird ein I-Tape vom Fersenbein in die verletzte Struktur hinein geklebt. Unterhalb der Verletzung werden I-Tapes mit der Ligamenttechnik dachziegelförmig (von unten nach oben) getapet.

Krankheitsbilder im Einzelnen: Ursachen und Hilfe

Besonderheit: Bei einer richtigen Versorgung mit dem Tape können die Betroffenen noch am gleichen Tag wieder gehen wie zuvor.

Beim Muskelfaserriss ist Geduld erforderlich

Heilt die Muskelverletzung, bildet sich auch Narbengewebe. Letzteres ist weniger dehnungsfähig als Muskelfasern. Auch hier helfen Tapes, die Elastizität wiederherzustellen. Die unterschiedliche Dehnungsfähigkeit kann Ursache neuerlicher Muskelverletzungen sein, dem gilt es mit den Tapes entgegenzuwirken.

Vor allem ist Geduld notwendig. Ein Muskelfaserriss braucht genügend Zeit zum Ausheilen. Darum Vorsicht: Nicht überschätzen, auch wenn die Bewegungsfähigkeit sofort wiederhergestellt ist.

Behandlungsdauer/-häufigkeit: einmalig – kurz – **mittel** – länger – andauernd

Patienten-Rückmeldung:

Nahezu schmerzfrei nach dem ersten Tape

Beim Handball zog ich mir einen Muskelfaserriss/Teilabriss in der linken Wade zu. Vom erstbehandelnden Orthopäden bekam ich einen Zink-Leim-Verband (der falsch gewickelt war) und Unterarmgehstützen. Ich konnte weder das Bein strecken, geschweige denn den Fuß aufsetzen. Am Abend wurde mein Fuß getapet – und dann kam der große Moment. Ich konnte das Bein gerade machen und den Fuß aufsetzen, nahezu schmerzfrei. Ich konnte sogar kleine Schritte mit nur einer Krücke machen. Nach ein paar Tagen konnte ich auch die zweite Krücke stehen lassen. Ich konnte den normalen Bewegungsablauf durchführen, nur eben langsam und in kleinen Schritten. Nach 14 Tagen ging ich schon wieder arbeiten. Zu meinem Erstaunen hatte ich fast keinen Bluterguss, unter dem Tape war jedenfalls keine Verfärbung zu sehen. Alles »weggetapet«.

1–7: Gesamter Körper

Nach vier Wochen konnte ich mich ganz normal bewegen, schon mal ein paar Schritte laufen (über die Straße o.Ä.). Jetzt, nach sechs Wochen, fange ich vorsichtig wieder mit Sport an. Ohne Kinesio wäre es langwieriger und vor allem schmerzvoller gewesen.
K. R.

Muskelschmerzen (Region 1–7)

Problembeschreibung: Schmerzen treten örtlich begrenzt oder auch diffus auf. Besonders häufig betroffen sind die Lendenwirbelsäule (LWS-Syndrom) oder auch die Halswirbelsäule (HWS-Syndrom).

Ursache: Muskelschmerzen können sehr unterschiedliche Ursachen haben. Manchmal genügt eine ungeschickte Bewegung des Kopfes und ein Nerv wird eingeengt, oder man wacht auf und hat sich »verlegen«. Bei örtlichen Muskelschmerzen reagieren gestörte Nervenwurzeln auf zu starke Reizungen oder Fehlbelastungen. Viele Muskelschmerzen entstehen durch eine Verkrampfung der Muskulatur, im extremen Falle kommt es zu einem Muskelhartspann. Diffuse Muskelschmerzen haben in der Regel eine Muskelentzündung (Myositis) als Ursache, die infolge einer (zu behandelnden) Grundkrankheit auftritt.

Medical Taping: Es werden sowohl I- als auch Y-Tapes so angelegt, dass sie die Muskeln entlasten. Mit der Ligament- und Faszientechnik soll Schmerzfreiheit und die Wiederherstellung der Beweglichkeit erreicht werden. Die Entlastung durch das Tape aktiviert das zirkulatorische System.

Da der Muskel verhärtet und somit eingeschränkt in seiner Beweglichkeit ist, wird das Tape auf den nur gering vorgedehnten Muskel geklebt. Die Form des Tapes hängt davon ab, welcher Muskelbereich entlas-

> *Muskelschmerzen haben sehr unterschiedliche Ursachen*

Krankheitsbilder im Einzelnen: Ursachen und Hilfe

tet werden soll. In der Regel tritt eine sofortige schmerzlindernde Wirkung ein. Das bewirkt die Aufhebung der Blockaden im Bereich der vegetativen Nerven und die deutlich bessere Durchblutung. Diese trägt wiederum dazu bei, dass der Muskel schnell wieder seine Funktion ausfüllen kann. Folge: Die Muskeln entkrampfen.

Vielfach hilft die Entlastung der Muskeln durch Medical Taping, um die Ursachen des Schmerzes zu überwinden. Bleiben dennoch Beschwerden, ist die ursächliche Grundkrankheit gezielt zu behandeln.

Werden Muskeln vor einem Aufbautraining getapet, sind rascher Erfolge zu erzielen. Durch die Tapes entsteht eine positive muskuläre Balance.

Behandlungsdauer/-häufigkeit: einmalig – kurz – **mittel** – länger – andauernd

Muskelverkrampfung (Region 1–7)

Problembeschreibung: Krampfhaftes Zusammenziehen der Muskulatur, ausgesprochen schmerzhaft. Vorübergehend Bewegungsunfähigkeit. Der Muskelkrampf kann während und nach einer starken Belastung auftreten.

Ursache: Der verkrampfte Muskel drückt auf den Nerv, daher die Schmerzen. Vielfach liegt eine akute Unterversorgung mit Spurenelementen und Elektrolyten vor. Die Muskeln können dann nicht richtig an- und entspannen. Sehr häufig besteht Mangel an Magnesium, Kalzium und/oder Zink.

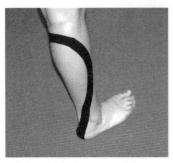

Grundversorgung bei Wadenkrampf

Medical Taping: Meist wird bei Sportlern prophylaktisch getapet, damit erst gar keine Krämpfe auftreten. Kommt es doch zur Verkrampfung, so ist sie meist von relativ kurzer Dauer. Akut wird deshalb im Regelfall

1–7: Gesamter Körper

nicht getapet. In der Nachversorgung ist Medical Taping jedoch sinnvoll zur nachträglichen Aktivierung des Blutflusses, der Zellen und der Zellatmung.
Ein Krampf in der Wade ist besonders häufig. Grundversorgung bei einem Wadenkrampf: Lang aufgeschnittenes Y-Tape, das am Muskelrand geklebt wird. Der Muskelrand ist mit der Hand zu ertasten.
Bei Anspannung benötigt der Muskel Kalzium, beim Lösen braucht er Kalzium und Magnesium. Darum ist immer ein Kombinationspräparat vorzuziehen, um eine einseitige Versorgung zu vermeiden.
Behandlungsdauer/-häufigkeit: einmalig – **kurz** – mittel – länger – andauernd

Muskelverspannungen (Myogelosen) (Region 1–7)

Problembeschreibung: Muskelverkürzung, die im Laufe der Zeit sehr schmerzhaft wird. Auf Dauer werden die Muskeln nicht mehr ausreichend versorgt. Die Krankheit entwickelt sich schleichend, häufig durch einseitige Belastung und Bewegungsmangel, vor allem Arbeit am Schreibtisch oder PC.
Ursache: Der Muskeldruck erhöht sich und behindert damit die Versorgung der Nerven. Im Bereich der Schulter und des Nackens entsteht daraus der Spannungskopfschmerz.
Medical Taping: I-, Y-Tapes oder Cross-Links werden im Schulter-Nacken-Bereich geklebt. Dabei wird das Y-Tape mit der einen langen Zunge vom Schulterdach Richtung Hals und mit der zweiten langen Zunge vom Schulterdach Richtung Schulterblatt beidseits geklebt. Ein weiterer Y- und ein I-Zügel werden an der Halswirbelsäule entlang aufgebracht. Damit wird die Muskulatur entspannt, der Druck vom Nerv genommen. Diese Anlage

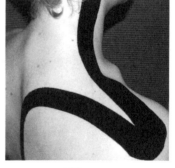

Y-Tape gegen Nackenverspannungen

führt zu Schmerzfreiheit. Die mittelfristige Behandlungsdauer sichert bessere Beweglichkeit und Schmerzfreiheit über einen längeren Zeitraum.
Behandlungsdauer/-häufigkeit: einmalig – kurz – **mittel** – länger – andauernd

Nervenentzündung (Polyneuropathie) (Region 1–7)

Problembeschreibung: Schmerzen in den Extremitäten, vor allem im Bereich von Fingern und Zehen. Die Patienten klagen über brennenden Dauerschmerz und gesteigerte Berührungsempfindlichkeit.

Ursache: Die Beschwerden können durch eine Störung des Stoffwechsels oder eine Infektion ausgelöst werden. Sie sind immer die Folge anderer Erkrankungen und werden deshalb nicht als eigenständige Krankheit gewertet. Insgesamt werden 168 Erkrankungen aufgeführt, die dem Leiden zugrunde liegen können. Die wichtigsten Verursachergruppen stellen Stoffwechselstörungen, Diabetes und übermäßiger Alkoholkonsum dar. Aber auch Gifte oder Infektionen (Zeckenbiss) können für eine Nervenentzündung verantwortlich sein.

Medical Taping: Zur Grundversorgung der Beine wird ein halbiertes I-Tape (Längsschnitt) beidseits vom Fuß bis zur Wirbelsäule (Lende) geklebt. Zusätzlich muss ein Stern auf die Lendenwirbelsäule aufgebracht werden.
Zur Grundversorgung der Arme werden ebenfalls geteilte I-Tapes eingesetzt, die vom Hals bis zur Ellenbeuge geklebt werden, im Unterarmbereich werden I- oder Y-Zügel angelegt. Medical Taping hilft, die Schmerzen erträglich zu halten. Wenn eine dauerhafte Besserung erreicht werden soll, muss aber immer die Grunderkrankung mitbehandelt werden.

Behandlungsdauer/-häufigkeit: einmalig – kurz – mittel – **länger** – **andauernd**

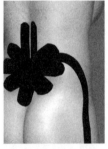

Die Grundversorgung der Lende bei Neuropathie

1–7: Gesamter Körper

Nervenschmerzen (Neuropathie) (Region 1–7)
Problembeschreibung: Schädigungen von Nerven, die den typischen Neuropathie-Schmerz in den betroffenen Gliedmaßen verursachen: Er wird als qualvoll, glühend-brennend empfunden und wird schon durch leichteste Berührung oder andere schwache Reize ausgelöst oder verstärkt. Verbunden ist das überstarke Schmerzempfinden mit Durchblutungsstörungen und einem eingeschränkten Wachstum der Haut, mit der Bildung von Pusteln und geröteten Partien. Auch die Gürtelrose gehört zu den Neuropathien.
Ursache: Die Ursachen sind vielfältig, sowohl Verletzungen des Nervs als auch funktionelle Abweichungen von der Norm (degenerative Prozesse) oder Einwirkung von Gift (auch Alkohol) kommen in Frage. Hinzu kommen durch Stoffwechselstörungen, Viren oder Durchblutungsstörungen ausgelöste Schädigungen.
Medical Taping: Zur Grundversorgung der Beine wird ein halbiertes I-Tape (Längsschnitt) beidseits vom Fuß bis zur Wirbelsäule (Lende) geklebt. Zusätzlich kann ein Stern auf die Lendenwirbelsäule aufgebracht werden. Diese Form des Abklebens ist kennzeichnend für neurologische Krankheitsbilder. Der Nerv versorgt den Muskel. Ist der Nerv geschädigt, ist auch die Muskelfunktion eingeschränkt.
Taping mindert die quälenden Reize und sorgt für eine bessere Durchblutung. In jedem Fall müssen Neuropathien ihren Ursachen entsprechend behandelt werden, beispielsweise durch Verzicht auf Nervengifte wie Alkohol. Bei einer Schädigung durch eine Stoffwechselstörung kann das Tape deutlich unterstützend wirken.
Behandlungsdauer/-häufigkeit: einmalig – kurz – mittel – **länger** – andauernd

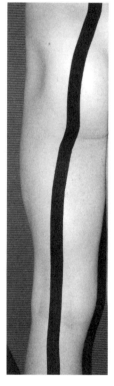

Für Neuropathien typische Abklebe-Methode

Rheumatischer Formenkreis (Region 1–7)

Problembeschreibung: Sammelbegriff für schmerzhafte und die Funktion beeinträchtigende Zustände des Muskel-Skelett-Systems. Wegen der allgemeinen Unverbindlichkeit wird der Begriff im ärztlichen Befund selten verwendet. Gleichwohl sind besonders viele Menschen von diesen Schmerzen betroffen.

Ursache: Rheumatische Schmerzen teilen sich im Wesentlichen in drei Gruppen auf: 1. Schmerzen aufgrund Abnutzung und Verschleiß an Gelenken und an der Wirbelsäule (z.B. Arthrose); 2. Schmerzen aufgrund entzündlicher rheumatischer Erkrankungen (Morbus Bechterew, Polyarthritis); 3. Weichteilschmerzen (z.B. in Muskeln, Sehnen, Sehnenscheiden).

Medical Taping: Linderung des Schmerzes und Förderung der Bewegungsfähigkeit sind Ziel der Behandlung. Alle Tapeformen sind in diesem Bereich möglich. Der rheumatische Formenkreis ist zwar behandelbar, wegen der vielfältigen Erscheinungsformen ist jedoch keine allgemein gültige Empfehlung möglich. Eine erfolgreiche Behandlung bedarf jeweils der individuell gestellten Diagnose. Deshalb sollte stets das Gespräch mit dem Therapeuten gesucht werden. Eine Liste von Ansprechpartnern finden Sie im Anhang dieses Buches. Trotz Behandlung der Ursachen durch den Facharzt dauern die Schmerzen häufig an. Zur Reduzierung der Schmerzen, besonders wenn sie länger bestehen und chronisch sind, ist eine Kombination verschiedener Therapieverfahren erforderlich.

Behandlungsdauer/-häufigkeit: einmalig – kurz – **mittel** – länger – **andauernd**

1–7: Gesamter Körper

Versorgung vor operativen Eingriffen (Region 1–7)
Vor Operationen sollten das lymphatische und das Blutsystem aktiviert werden. Dadurch ergibt sich vor dem Eingriff eine optimale Versorgung des Gewebes. Durch diese vorbereitende Maßnahme wird die Operation besser überstanden und der spätere Heilungsprozess beschleunigt.
Medical Taping: Die Art des verwendeten Tapes hängt davon ab, auf welchen Eingriff man sich vorbereitet.
- Weisheitszähne: Lymphatische Anlage mit einem Fächertape
- Knieanlage: I- und Y- Tapes in der Ligamenttechnik, zur Entlastung des Oberschenkels und der Sehne an der Kniescheibe.
- Hüftanlage: I-Tapes in Form eines Pfeils auf dem äußeren Oberschenkel zur Entlastung der Muskulatur am Hüftgelenk.
- Schulteranlage: I- und Y-Tapes auf seitlicher, vorderer und hinterer Schulter sowie auf dem Schulterdach.

Die Tapes sorgen für eine Steigerung der Durchblutung und eine Aktivierung des lymphatischen Systems. So wird eine gute Versorgung der Strukturen zur Vorbereitung auf den operativen Eingriff erreicht. Da die Systeme im Voraus aktiviert werden, haben die Patienten nach der Operation deutlich weniger Probleme im Narbenbereich sowie bei der Wiederherstellung der Beweglichkeit.

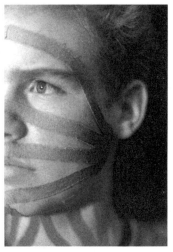

Vorbereitung auf das Ziehen eines Weisheitszahnes am nächsten Tag

Behandlungsdauer/-häufigkeit:
Weisheitszähne: **einmalig** – **kurz** – mittel – länger – andauernd
Knie, Hüfte, Schulter: einmalig – kurz – **mittel** – länger – andauernd

Fallbericht: Hilfe für vergiftete Nerven – Die gewonnenen Jahre

»Die Ärzte sagten, mir sei nicht zu helfen.« So weit war der heute 77-jährige Klaus-Heinrich Martens. Er konnte nicht mehr gehen, verließ das Haus nicht, litt nachts unter fürchterlichen Schmerzen in den Beinen, und die Ärzte sagten, ihm sei nicht zu helfen. Wer an diesem Punkt ist, der verzweifelt am Leben. Auch ein positiv eingestellter, tatkräftiger Mensch wie Klaus-Heinrich Martens.

»Die Ärzte sagten, mir sei nicht mehr zu helfen«

Beinahe 20 Jahre liegt jetzt die Zeit zurück, als sich die ersten Probleme bemerkbar machten. Da ging Klaus-Heinrich Martens auf die Ende 50 zu, in dieser Zeit stellen sich ja häufig erste Unpässlichkeiten ein, die man dann gerne auf das beginnende Alter schiebt und als naturgegeben hinnimmt. Manchmal fühlten sich seine Beine taub an. Das war so ein merkwürdiges Gefühl, das langsam aus den Füßen aufstieg, und dann breitete es sich in den Beinen aus. »Das kommt von der Wirbelsäule. Das wird schwierig zu behandeln. Erst mal Ruhe«, sagten die aufgesuchten Ärzte. Weil er mehrere übereinstimmende Diagnosen erhalten hatte, sah Klaus-Heinrich Martens zunächst keinen Anlass zum Zweifel.

Ein Masseur erkennt etwas

Damit es mit der Ruhe auch etwas werden konnte, trat er eine Kur an. Die führte ihn nach Bad Gandersheim. Auf der Liste seiner Anwendungen stand auch Schwimmen. Doch jedes Mal, wenn er in das Wasser stieg, war ihm, als stürben ihm die Beine ab. »Das kommt niemals vom Rücken«, sagte der Masseur in Bad Gandersheim. »Woher das kommt, weiß ich auch nicht, aber bestimmt nicht vom Rücken.«

Fallbericht

Es sind die Nerven
Weil sich sein Befinden nach der Kur nicht gebessert hatte, wies ihn sein Hausarzt in die Klinik ein, auf die orthopädische Station. Wieder zur Behandlung des Rückens. Acht Wochen war Klaus-Heinrich Martens im Krankenhaus. Genügend Zeit für eine gründliche Ursachenforschung. Jetzt bestätigte sich die Vermutung des Masseurs: Der Rücken war tatsächlich nicht die Ursache, es waren die Nerven. »Polyneuropathie« lautete die neue Diagnose. Eine Nervenkrankheit also, bei der die Signale, die über die Nerven auf die Muskeln übertragen werden sollen, nicht an ihrem Ziel ankommen. Die Krankheit kann zahlreiche – und sehr unterschiedliche – Ursachen haben. Sowohl Verletzungen des Nervs als auch funktionelle Abweichungen von der Norm können dafür verantwortlich sein. Die Erkrankung wird aber auch durch Gift ausgelöst. So sind zum Beispiel Alkoholiker anfällig für Polyneuropathie. Letzteres war Klaus-Heinrich Martens aber mit Sicherheit nicht. Und die anderen Möglichkeiten? Für keine davon wurden Anhaltspunkte gefunden. Schließlich wurde nach umfangreichen Untersuchungen festgestellt, dass der Patient nicht in der Lage sei, Vitamin B in ausreichender Menge aufzunehmen. Auch das muss eine Ursache haben, aber die wurde nicht gefunden. Immerhin, es war ein Ansatz und Klaus-Heinrich Martens begann Vitamin B zu spritzen. Ergänzend kamen Massagen und Elektroschocks hinzu. Dennoch wurden die Symptome der Krankheit immer quälender.
Die Schmerzen stiegen weiter in den Beinen auf, es fiel Klaus-Heinrich Martens zunehmend schwerer, das Gleichgewicht zu halten, er schwankte, drohte umzufallen. Es kam die Zeit, in der er nicht mehr spazieren gehen konnte, nicht mehr mit dem Fahrrad fahren.

Diagnose: Polyneuropathie

Ein Mangel an Vitamin B

Jeden Schritt musste er mit Dreipunktstützen absichern, ohne sie ging gar nichts mehr.

Zwei »unterschiedliche« Beine
Das war die Situation, als sich Klaus-Heinrich Martens auf Empfehlung eines Nachbarn zum ersten Mal nach dem Medical-Taping-Concept behandeln ließ. Die sehr schlecht durchbluteten Füße waren damals dunkelblau verfärbt, ebenso die Unterschenkel.

Wahrscheinlich weltweit das erste Tape bei Polyneuropathie

Wahrscheinlich ist Klaus-Heinrich Martens weltweit der erste an Polyneuropathie leidende Mensch, der nach dem Medical-Taping-Concept behandelt wurde. Ein früherer Fall ist nicht bekannt. Weil das so war, wurde dieser Patient zu einem Fortbildungsseminar eingeladen. Und zwar zum ersten Taping.

An dem Seminar nahmen Ärzte und Physiotherapeuten teil. Als Klaus-Heinrich Martens in den Raum kam, stützte er sich mühevoll auf die Dreipunktkrücke, setzte vorsichtig einen Fuß vor den anderen. Nachdem er auf einer Liege getapet worden war, ermunterte ihn einer der Seminarteilnehmer etwas forsch: »Nun kommen Sie mal auf die Füße.«

»Nun kommen Sie mal auf die Füße«

Da passierte etwas, was niemand von den Anwesenden so erwartet hätte: Klaus-Heinrich Martens stand auf und ging. Ohne die Krücken. Etwas unsicher zwar, denn er war schon sehr lange Zeit nicht ohne seine Gehhilfen ausgekommen – aber er ging. Und weil ihm das so gut gefiel, ging er gleich mehrmals durch den Raum.

Die Reaktion auf das erste Tape war verblüffend. Kaum waren die Tapes an einem Bein gesetzt, floss das Blut freier, die Verfärbung ging zurück. »Es war plötzlich, als hätte ich zwei verschiedene Beine«, sagt Klaus-Heinrich Martens.

Fallbericht

Ein neues Leben
20 Jahre hatte sein Leidensweg gedauert und immer war es nur abwärts gegangen. Ständig hatte sich sein Zustand verschlechtert. Jetzt erlebte Klaus-Heinrich Martens zum ersten Mal wieder, dass es auch in die andere Richtung gehen kann, dass sein Zustand sehr wohl verbesserungsfähig war.

Nach 20 Jahren Abwärtsspirale wird niemand erwarten, dass es nun sofort steil bergauf geht. Im ersten Vierteljahr wurde der Patient alle vier Tage getapet, dann alle sieben Tage und nach fünf Monaten konnten die Intervalle auf 14 Tage ausgedehnt werden. Was hat es gebracht? »Ein neues Leben«, sagt Klaus-Heinrich Martens. Die nächtlichen Schmerzen verschwanden, er unternimmt wieder Spaziergänge, fährt bis zu 20 Kilometer mit dem Fahrrad. »Wenn mir das einer vorausgesagt hätte, ich hätte es nicht geglaubt.« Drei Monate nach dem Beginn der Behandlung nach dem Medical-Taping-Concept begann dies neue Leben.

»Ein neues Leben«

Einmal gab es einen Rückschlag. Das war, als der behandelnde Hausarzt meinte, wenn sein Patient wieder so gut hergestellt sei, dann könne er die Vitamin-B-Spritzen wohl absetzen. Das erwies sich leider als schlechter Rat. Erst als die Vitamin-B-Gaben wieder aufgenommen wurden, fing sich der Patient erneut.

Ein Aspekt des Behandlungserfolgs ist für Klaus-Heinrich Martens der schönste: Er kann seinen Garten wieder selbst in Ordnung halten. Da kann er zum Heckenschnitt sogar auf die Leiter steigen. Diese Arbeit im Garten bedeutet ihm sehr viel. Sein Leben lang war er mit der Natur eng verbunden; als Gutsverwalter hat er mehrere große Güter geführt. »Wahrscheinlich«, vermutet er inzwischen, »ist meine Nervenkrankheit eine Altlast aus dieser Zeit auf den Gütern. Vermutlich kam das von den

Eine Altlast aus der Zeit als Gutsverwalter

Krankheitsbilder im Einzelnen: Ursachen und Hilfe

Düngemitteln. Wir haben das Saatgut damals ohne Mundschutz gebeizt, den Raps haben wir ohne Mundschutz gespritzt. Wer weiß, was sich da alles gelöst hat. Quecksilber? Blei? Das habe ich wohl eingeatmet.«

»Es ist wirklich ein Wunder«

Seine Frau, die das Medical Taping anfangs skeptisch abwartend begleitet hatte, sagt heute: »Es ist ein Wunder. Das ist nicht übertrieben. Es ist wirklich ein Wunder.«

Klaus-Heinrich Martens hat sich jedenfalls bei seinem Medical-Taping-Therapeuten »für die gewonnenen Jahre« bedankt.

1 Die Finger-Arm-Region

Daumenarthrose (Rhizarthrose)

Problembeschreibung: Arthrose im Daumensattelgelenk. Wird als typische Hausfrauenkrankheit bezeichnet, weil sie auffallend häufig bei Frauen, besonders nach den Wechseljahren auftritt. Aber auch Männer leiden unter der Krankheit. Relativ häufige Erkrankung, von der vermutlich jeder zehnte Bundesbürger betroffen ist. Druckschmerz über dem Daumensattelgelenk. Es fällt den Betroffenen schwer, mit dem Daumen zu greifen.

Ursache: Wie alle Arthrosen beruht auch die Rhizarthrose auf einer Degeneration des Gelenkknorpels. Was die Krankheit auslöst, ist noch nicht eindeutig geklärt. Da sie verstärkt nach der Menopause auftritt, werden hormonelle Ursachen vermutet. Auch erbliche Faktoren können eine Rolle spielen, ebenso wie ständige Überlastung in Beruf oder Sport. Zur Ermitt-

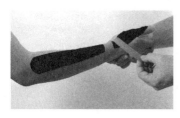

Das Daumensattelgelenk entlastendes Taping

lung der Ursache ist eine umfassende Vorgeschichte der Krankheit hilfreich, da das Röntgenbild die Erkrankung erst im späteren Stadium deutlich macht.
Medical Taping: Entlastung für das Daumensattelgelenk: Ein I-Tape wird an einem Ende in der Länge des Daumens aufgeschnitten. Die Basis an dem Teil des Tapes, an dem der Schnitt beginnt, wird auf die äußere Seite des Daumensattels gelegt. Die beiden geschnittenen Enden werden von links und rechts geführt um den Daumen gelegt. Das restliche Ende wird mit etwa 50-prozentigem Zug in den Verlauf des Daumenmuskels Richtung Ellenbeuge geklebt. Über den Zug wird die Stellung der Gelenkflächen im Daumensattelgelenk entlastend verändert.
Deutliche Durchblutungssteigerung im Schmerzbereich durch Medical Taping. Eine gute Durchblutung optimiert auch den Stoffwechsel eines gestörten oder geschädigten Nervs und trägt somit zur Besserung bei.
Behandlungsdauer/-häufigkeit: einmalig – **kurz** – **mittel** – länger – andauernd

Fingergelenkarthrose
Problembeschreibung: Gelenkerkrankung, die durch Abnutzung (Arthrose), nicht durch Entzündung (Rheuma) verursacht wird. Von einer Arthrose können nahezu alle Gelenke betroffen sein, am häufigsten jedoch tritt sie an Wirbelsäule, Hüft- oder Knie-, Hand- oder Fußgelenken auf. Bei einer Fingergelenkarthrose kann auch eine erbliche Belastung vorliegen. Eine Heilung ist nicht möglich, es können lediglich die Schmerzen gelindert und das Fortschreiten der Krankheit verlangsamt werden.
Steife Gelenke sind die ersten Symptome. Bei feuchtem und kaltem Wetter verstärken sich die Schmerzen

Nahezu alle Gelenke können von der Arthrose betroffen sein

Krankheitsbilder im Einzelnen: Ursachen und Hilfe

und nach längeren Ruhepausen hat der Betroffene Schwierigkeiten, wieder in Bewegung zu kommen.

Ursache: Zu viele Pfunde belasten den Körper über das gewöhnliche Maß hinaus, darum haben übergewichtige Menschen ein höheres Arthrose-Risiko. Harte körperliche Arbeit kann die Krankheit fördern. Auch Stoffwechselerkrankungen können Ursache sein.

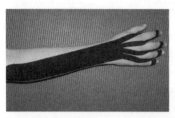

Das MTC kann bei der Arthrose nur lindern, nicht heilen

Medical Taping: Ein I-Tape wird dreimal aufgeschnitten. Das nicht aufgeschnittene Ende – die Basis – wird unmittelbar dort, wo die Schnittpunkte beginnen, auf den Handrücken aufgebracht. Die durch die Schnitte entstandenen dünnen Enden winden sich spiralförmig um die Finger. Das lange Ende des geschlossenen I-Tapes wird auf die Streckmuskulatur des Unterarms geklebt.

Die Beweglichkeit der Finger wird deutlich verbessert und damit auch der Stoffwechsel. Dies kann das Fortschreiten der Arthrose verlangsamen.

Behandlungsdauer/-häufigkeit: einmalig – kurz – **mittel** – länger – andauernd

Golferellenbogen (Epicondylitis ulnaris humeri)

Problembeschreibung: Schmerzen an der Innenseite des Ellenbogens, die bis in den Unter- und Oberarm ausstrahlen können. Verstärken sich beim Schließen einer Faust oder beim Beugen des Handgelenks. Die Beweglichkeit ist deutlich reduziert.

Beweglichkeit deutlich reduziert

Ursache: Chronische Entzündung im Bereich der Sehnenansätze, deren Ursache nicht eindeutig geklärt ist. Vermutet wird eine mechanische Auslösung, wie sie beispielsweise beim Golfschlag vorkommt, daher der Name Golferellenbogen.

Derartige Schädigungen entstehen, wenn die Sehnen bei angewinkelten Armen dem Kopf irrtümlich signali-

1 Die Finger-Arm-Region

sieren, eine etwas größere Anstrengung sei für die Muskeln durchaus noch zu verkraften. Wird dann den Muskeln dauerhaft zu viel Leistung abverlangt, kommt es zu einer Entzündung. Sehnen haben im Bewegungsapparat die Funktion eines »Spannungsreglers«.

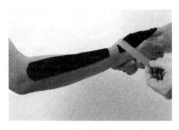

Das I-Tape entlastet die innere Ellbogensehne

Medical Taping: Zum Lösen der Muskulatur wird ein I-Zügel auf die Beugemuskulatur des Unterarms (vom Handgelenk bis zur Ellenbeuge) geklebt; dadurch kommt es zu einer Entlastung. Dadurch wird der ständige Zug von dem »Spannungsregler« Sehne genommen.

Behandlungsdauer/-häufigkeit: einmalig – **kurz** – **mittel** – länger – andauernd

Handschmerzen (Karpaltunnelsyndrom)

Problembeschreibung: Brennende Schmerzen in Hand und Unterarm, die bis in die Schulter ausstrahlen können. Treten vor allem bei einer Überstreckung der Hand auf. Die Krankheit kann mit Kältegefühl oder mit übermäßiger Schweißbildung verbunden sein. In fortgeschrittenem Stadium kommt es zu einem Gewebeschwund in der Daumenmuskulatur. Schmerzanfälle treten besonders häufig nachts auf.

Ursache: Folge einer mechanischen Reizung im Handwurzelkanal (Canalis carpi) unter dem Halteband, das den Handwurzelkanal bedeckt (Ligamentum carpi transversum). Die Probleme treten insbesondere nach Knochenbrüchen mit deformierender Heilung, Verrenkung im Bereich eines Handwurzelknochens, Sehnenscheidenentzündung oder nach der Ansammlung von Gewebeflüssigkeit infolge einer Stoffwechselstörung auf.

Folge einer mechanischen Reizung im Handwurzelkanal

Medical Taping: Ein I-Zügel wird an der Spitze ungefähr zehn Zentimeter tief geschlitzt, der geschlossene Teil wird auf das innere Handgelenk geklebt. Das eine der beiden geschlitzten Enden wird zwischen Daumen und Zeigefinger zum Handrücken geführt, das andere vor dem kleinen Finger ebenfalls zum Handrücken aufgebracht. Das verbliebene ungeschlitzte Ende wird hinauf in die Beugemuskulatur des Unterarms geklebt.

Auch nach einer Karpaltunnelsyndrom-Operation werden die Patienten oft weiterhin von starken Schmerzen gequält. Neben dem entlastenden Effekt sorgt das Tape für eine deutlich stärkere Durchblutung, die der Schmerzursache entgegenwirkt. Auch bei Verwachsungen nach Operationen wirkt das Tape gegen den verminderten Stoffwechsel.

Behandlungsdauer/-häufigkeit: einmalig – kurz – **mittel** – länger – andauernd

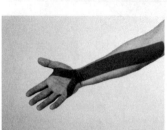

Schmerzlindernde Tape-Anlage bei Karpaltunnelsyndrom

Tennisarm (Epicondylitis radialis humeri)

Problembeschreibung: Schmerzhafte Störung im Bereich des äußeren Ellenbogens. Auslöser ist eine Überbeanspruchung, wie sie häufiger bei Tennisspielern vorkommt. Da die Schmerzen bei fortschreitender Entzündung häufig den ganzen Arm beeinträchtigen, wird allgemein auch vom »Tennisarm« gesprochen. Die Schmerzen strahlen in den Unter- und Oberarm aus. Sie verstärken sich beim Schließen einer Faust oder beim Beugen des Handgelenks in Richtung Handrücken.

Schmerzen strahlen vom Ellenbogen in den gesamten Arm aus

Ursache: Chronischen Entzündung im Bereich der Sehnenansätze am Epicondylus lateralis humeri (der äußeren Gelenkrolle). Wie es dazu kommt, ist nicht eindeutig geklärt. Vermutet wird eine mechanische Auslösung, zum Beispiel durch Tennisspielen, daher der Name Tennisarm.

Medical Taping: Zum Lösen der Muskulatur wird ein I-Tape auf die Streckmuskulatur des Unterarms (vom Handgelenk bis zur Ellenbeuge) geklebt; es wirkt entlastend. Zusätzlich wird Faszientechnik (Y-Tape) eingesetzt, dabei wird die Basis auf die äußere Gelenkknolle geklebt und während des Klebens das Tape Richtung Ellenbogen verschoben. Gleichzeitig werden die beiden offenen Enden zurück in den Unterarm geklebt. Dadurch wird eine Verschiebung der Muskelhülle erreicht und ein größerer Reiz gesetzt. Das Ergebnis ist eine Entlastung der Muskeln und eine bessere Durchblutung. In der Folge lässt der Schmerz nach.
Behandlungsdauer/-häufigkeit: einmalig – **kurz** – **mittel** – länger – andauernd

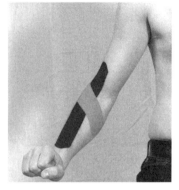

Kombination aus I- und Y-Tape beim Tennisarm

Patienten-Rückmeldung
Sei einigen Monaten leide ich unter einem »Mausarm«. Früher nannte sich das Tennisarm, aber ich habe diese Beschwerden, weil ich mindestens acht Stunden am Tag mit der Computermaus in der Hand arbeite. Anfangs habe ich versucht, die Beschwerden durch Krankengymnastik in den Griff zu bekommen. Dann mit Massagen. Wir haben meinen Arbeitsplatz umgestaltet. Aber das hat alles nichts genützt. Dann machte mir mein Arzt den Vorschlag, Kinesio-Taping auszuprobieren. Ich war begeistert. Schon am nächsten Tag waren die Beschwerden weg. Sogar meine Migräne meldete sich in der »geklebten« Zeit nicht.
A. M.

Warum der Tennisarm auch »Mausarm« heißt

Fallbericht: Unerwartete Hilfe nach 40 Jahren mit offenen Beinen

Seine Mutter ging auf dem Bahnhof an ihm vorbei. Sie hielt nach ihrem Sohn Ausschau, der mit diesem Zug gekommen sein sollte. Sie erkannte ihn nicht. Wie sollte sie auch. Als sie ihren Sohn das letzte Mal gesehen hatte, da wog er 180 Kilo. Das ist selbst bei einer Körpergröße von 1,98 Meter ein außerordentlich hohes Übergewicht. Was die Mutter nicht bedacht hatte: Zwei Drittel ihres Sohnes, so wie sie ihn in Erinnerung hatte, gab es nicht mehr. Zwei Drittel waren während eines knappen Jahres verschwunden – abgehungert, abgeschmolzen. Innerhalb eines Jahres hatte sich Gerd Roggatz um 110 Kilo erleichtert. Und das ließ ihn bei gleich gebliebener Körpergröße etwas schlottrig aussehen.

Zwei Drittel des Sohnes gab es nicht mehr

Nun ist eine gelegentliche Fastenkur – selbst eine radikale – für die Gesundheit im Regelfall förderlich. Für Gerd Roggatz war sie das nicht. Heute ist er 64 Jahre alt, es ist 40 Jahre her, dass seine Mutter auf dem Bahnhof an ihm vorbeilief. Für Gerd Roggatz sind diese 40 Jahre gleichbedeutend mit einer 40 Jahre langen Qual, mit offenen Beinen (Ulcus cruris) und zunehmender Bewegungsunfähigkeit. Bevor bei ihm die ersten Tapes geklebt wurden, konnte er kaum mehr ein paar Schritte auf die Straße machen, keine Treppen steigen, sich nicht mehr selbst die Schuhe binden. Begonnen hatte seine Leidenszeit mit dem Fasten vor 40 Jahren.

Treppen steigen unmöglich

Ein Beinbruch

Deutlich zu viele Pfunde hatte Gerd Roggatz schon in früher Jugend mit sich herumgeschleppt. Seine Mutter verwöhnte ihn mehr, als ihm gut tat, und so brachte er bereits im zarten Alter von elf Jahren 105 Kilo auf die

Fallbericht

Waage. Der Junge war zwar groß, aber der Körper dennoch nicht für ein solches Gewicht geschaffen. Bei seinem Körpergewicht, sagte einmal der Arzt zu ihm, müsse er mindestens Schuhgröße 50 haben. Tatsächlich lebte er mit Schuhgröße 43 auf recht kleinem Fuß. Die Berufswahl des übergewichtigen jungen Mannes war auch nicht gerade dazu angetan, das Problem zu verkleinern: Gerd Roggatz wurde Koch. Wer selbst gerne isst, hantiert offenbar besonders motiviert mit Töpfen und Pfannen, jedenfalls wurde Gerd Roggatz ein anerkannter Meister seines Fach, er kochte in Frankreich und Florida, im Parkhotel in Bremen, im Mövenpick in Zürich, im Ritz in Paris. Immer große Häuser mit großen Namen. Auch später noch, als die Sache mit dem Skiunfall passiert war.

Koch in den ersten Häusern

Mit dem Skiunfall vor 40 Jahren fing alles an. Bei einem Sturz hatte sich Gerd Roggatz das linke Bein dreimal gebrochen. Das komme nicht wieder in Ordnung, hatte der behandelnde Arzt gesagt. Jedenfalls nicht, wenn Gerd Roggatz weiterhin so dick bleibe. Der Arzt stellte seinen Patienten vor die Wahl: Entweder er würde sein Gewicht drastisch reduzieren oder das Bein müsse amputiert werden. Eine echte Alternative war das selbstverständlich nicht, eher eine Drohung. Gerd Roggatz entschied sich für die Hungeraktion. Die ersten 20 Kilo hatte er relativ rasch erledigt, und weil das so prima gegangen war, packte ihn der Ehrgeiz. Gerd Roggatz begann einen verbissenen Kampf gegen seine Pfunde zu führen, hungerte sich mehr von den Rippen, als jemals von ihm verlangt worden wäre, und gab keine Ruhe, bis 110 Kilo weg waren. Da war er mächtig stolz, weil er nun endlich Anzüge von der Stange kaufen konnte und sie ihm nicht mehr auf den Leib geschneidert werden mussten. Und er amüsierte sich

110 Kilo weggehungert

prächtig, als seine Mutter ihn auf dem Bahnhof nicht erkannte.

Offene Beine

Zwar gab es am rechten Bein seit dem Skiunfall eine Stelle, die nicht so recht heilen wollte, aber darauf gab Gerd Roggatz nicht viel. Und als er sich dann am linken Bein stieß und »die Haut aufging wie bei einem Reißverschluss«, da gab er darauf auch noch nicht viel. »Das hat keiner ernst genommen. Ich habe ein Pflaster draufgeklebt und gedacht, das wird schon wieder.«

Risikofaktoren für offene Beine

Wurde es aber nicht. Anfangs erkannte Gerd Roggatz die offenen Beine nicht. Ebenso wenig wie sein Arzt. Dabei lagen die Risikofaktoren bei diesem Patienten offen zutage.
- Rauchen,
- Bewegungsmangel durch überwiegend sitzende oder stehende Position,
- ungesunde Ernährung,
- genetische Veranlagung.

Hätte Gerd Roggatz einen Fragebogen ausfüllen müssen, hätte er zumindest 50 Prozent der Risikofaktoren für sich verbuchen können. Bei der Untersuchung seiner offenen Beine waren die Symptome eindeutig: dichtes Geflecht oberflächlicher Krampfadern, eine livide bläuliche, fahle Verfärbung der Haut, Schwellung durch Flüssigkeitsansammlung sowie Pigmentstörungen.

Ursache: Durchblutungsstörungen

Offene Beine (Beingeschwüre, Fußgeschwüre) entstehen bei Durchblutungsstörungen. 72 Prozent aller offenen Beine sind auf ein Venenleiden, 15 Prozent auf ein Venen- und Arterienleiden, 7 Prozent auf ein Arterienleiden (arterielle Durchblutungsstörungen) und 6 Prozent auf andere, seltene Ursachen zurückzuführen.

Fallbericht

Heute weiß Gerd Roggatz das. Inzwischen haben seine Leiden ihn gezwungen, sich mit diesen Dingen zu beschäftigen. Damals aber wusste er nichts davon. Inzwischen ist ihm auch klar, warum die Krankheit nach der dramatischen Fastenaktion ausbrach und warum sie im Folgenden den weiteren Verlauf nahm, unter dem er Jahrzehnte leiden musste: Bei der Erkrankung kommt es, bedingt durch die behinderte Mikrozirkulation der Arterien und der Venen, zu einer Störung in den Kapillaren, den feinsten Blutgefäßen. Sie geht mit Zeichen einer Mangelernährung einher. In dieser Situation können schon kleine Verletzungen zum Ulcus cruris (offene Beine, Beingeschwür, Fußgeschwür) führen. Eine Wunde, auch wenn sie klein ist, kann dann nicht mehr zuheilen.

Schon kleine Verletzungen können Ulcus cruris zur Folge haben

Eine chronisch venöse Schwäche besteht, wenn die Venenwand durch Veranlagung geschädigt ist und/oder die so genannten Venenklappen nicht mehr richtig funktionieren. Dadurch »versackt« das Blut in den Venen, kann nicht abfließen und staut sich. Als Folge davon kommt es tagsüber zu zunehmendem Schwere- und Schmerzgefühl sowie zu Beinschwellungen. Bei einer venösen Schwäche differiert der Knöchelumfang morgens und abends um mehr als 1,5 Zentimeter.

»Richtig geholfen hat mir keiner«
Und als sei es damit noch nicht genug, wurde bei Gerd Roggatz Osteoporose diagnostiziert: Schmerzen über größere Abschnitte der Wirbelsäule, die zu einer Fehlstellung führten – was wiederum zusätzliche Schmerzen verursachte. Die schubförmig verlaufende Krankheit zwang Gerd Roggatz in den Akutphasen ins Bett. In den anderen Zeiten hätte er möglichst aktiv sein und

Osteoporose festgestellt

14 Ärzte – »und jeder hat etwas anderes gesagt«

regelmäßig Heilgymnastik zur Kräftigung der Muskeln betreiben sollen. Doch für Gerd Roggatz waren solche Vorschläge gut gemeinte Theorie. Seine Schmerzen wurden oft unerträglich, das offene Bein verlangte unendlich viel Pflege. Er wechselte von Arzt zu Arzt, aber viel mehr als spezielle Pflaster für offene Beine und spezielle Stützstrümpfe konnte er von ihnen nicht erwarten. 14 Ärzte hat er im Laufe der Jahre aufgesucht, »und jeder hat mir etwas anderes gesagt, aber richtig geholfen hat mir keiner«.

Schließlich »fühlten sich die Beine an wie tot«, Gerd Roggatz konnte nicht mehr aufstehen, musste aufhören zu arbeiten, saß mehr, als er lag, verbrachte die Nächte im Sessel statt im Bett. »Das war kein Leben mehr«, sagt er.

Das war die Situation, in der ihm eine Bekannte riet, es doch einmal mit Medical Taping zu versuchen. Nicht wegen der offenen Beine, sondern wegen der zunehmenden Unfähigkeit, sich zu bewegen: »Ich konnte nicht einmal eine Kaffeetasse halten«. Dennoch hat Gerd Roggatz lange gezögert. Zu häufig war er schon enttäuscht worden. Aber während er noch zweifelte, nahmen seine Beschwerden weiter zu, sodass er schließlich doch bereit war, sich tapen zu lassen. »Was soll's«, sagte er sich, »schlimmer kann es nicht werden.«

» … und nun sollten mir diese Pflaster helfen? Das konnte ich mir nicht vorstellen«

Das war vor drei Jahren. Gerd Roggatz war alles andere als überzeugt, als er sich zum ersten Mal tapen ließ. »Ich habe nicht daran geglaubt. So viel war nun schon versucht worden, und nun sollten mir diese Pflaster helfen? Das konnte ich mir nicht vorstellen.«

»Wie mit einer Flaschenbürste«

Als solle der skeptische Patient bestätigt werden, verbesserte sich sein Befinden nach den ersten Behand-

Fallbericht

lungen tatsächlich nicht. Im Gegenteil, die Schmerzen schienen zuzunehmen. Doch dann ging alles relativ schnell: Die Tapes brachten neuen Schwung in den Stoffwechsel, die Durchblutung wurde gefördert (»als wenn einer mit der Flaschenbürste da durchgegangen wäre«, sagt Gerd Roggatz) – und dann stellte er plötzlich fest, dass er wieder gehen konnte. Nicht mühsam unter Qualen, sondern durchaus mit Freude. »Sogar Treppensteigen konnte ich wieder.«

Zwei Wochen nach der ersten Behandlung fuhr Gerd Roggatz in den Urlaub an die Ostsee. Das hatte er seit Jahren nicht gekonnt. Und er beobachtete ein ihn überraschendes Phänomen: Die Tapes schienen nicht nur gut für seine Bewegungsfähigkeit zu sein, sie schienen auch seinen offenen Beinen gut zu tun. Diesmal war es der Therapeut, der skeptisch auf diese Beobachtung reagierte. Behandlung offener Beine durch Taping? Davon war bis zu jenem Zeitpunkt nichts bekannt gewesen. Doch die Fortschritte des Heilungsprozesses waren so offensichtlich, dass nunmehr mit einer gezielten Behandlung begonnen wurde.

Nach Jahren endlich wieder Urlaub machen

Als Gerd Roggatz zur ersten Behandlung gekommen war, hatte er vier offene Stellen an den Beinen. Zwei der Wunden waren so tief, dass man bis auf den Knochen sehen konnte. Heftige Nervenschmerzen quälten ihn ständig. Rund um die offenen Stellen war das Gewebe blau und vollkommen verhärtet.

Die erste Behandlung fand am 28. Juni statt. Am 16. November war eine deutliche Verbesserung der offenen Stellen zu erkennen. Die Tapes sorgten für eine bessere Durchblutung, regten den Stoffwechsel zum Aufbau neuen Gewebes an. Die Wunde verkleinerte sich im zusehends.

Eine unerwartete Wirkung

Am 31. Dezember stellte Gerd Roggatz fest: Die ewigen Wunden an den Beinen haben sich nahezu geschlossen. Zum ersten Mal nach 40 Jahren.

Für Gerd Roggatz steht fest: »Die Tapes haben mein Lebensgefühl um 80 Prozent verbessert.«

2 Der Kopf

Beschleunigungsverletzungen der Halswirbelsäule

Problembeschreibung: Von einer Zerrung der Muskeln bis zu komplizierten Wirbelbrüchen reicht die Spanne der Probleme, die allgemein unter diesem Begriff – oder auch der Bezeichnung Beschleunigungstrauma – zusammengefasst werden. Die Betroffenen klagen über Nackenschmerzen, die bis in den Hinterkopf und teilweise bis in die Stirn ausstrahlen. Der Schmerz kann auch bis in die Schulter, die Arme und bis in die Finger gespürt werden. Das Schleudertrauma ist gelegentlich mit Übelkeit, Brechreiz, Schwindel, auch mit Ohrgeräuschen (Tinnitus) verbunden.

Ursache: Typische Verletzung bei einem Auffahrunfall. Dabei wird der nach hinten durch die Rückenlehne gesicherte Körper abrupt beschleunigt und der Kopf wie ein Peitschenschlag nach hinten geschleudert. Fehlt eine Nackenstütze, die diese Bewegung des Kopfes auffängt, kommt es zu den genannten Schädigungen, die aber ebenso auch durch alle Arten gewaltsamer Verstauchungen und Verbiegungen (z.B. bei Sportunfällen) ausgelöst werden können.

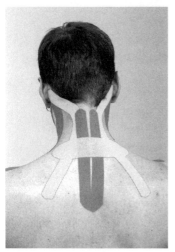

Tape-Anlage bei Beschleunigungstrauma

Medical Taping: Ein Y-Tape wird mit der Basis auf den zweiten bis fünften Brustwirbel geklebt. Die beiden schmalen Enden, die Zügel, werden an der Wirbelsäule entlang bis zum Hinterhaupt geführt. Zusätzlich werden 2,5 cm breite I-Zügel im seitlichen Bereich der Halswirbelsäule angelegt.
Dadurch wird eine Detonisierung (Entspannung) jener Muskeln, die den Hals halten und bewegen, erreicht.
Die Tapes sorgen für eine besser Durchblutung und regen das lymphatische System an.
Die Verordnung von Halskrausen nach einer Beschleunigungsverletzung wird vielfach als wenig sinnvoll angesehen. Einige Mediziner halten sie sogar für störend beim Heilungsprozess.

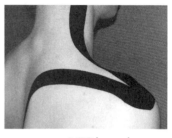

MTC kann den akuten Cluster-Kopfschmerz lindern.

Behandlungsdauer/-häufigkeit: einmalig – **kurz – mittel** – länger – andauernd

Cluster-Kopfschmerz
Problembeschreibung: Cluster-Kopfschmerz ist sehr viel seltener als Migräne (Verhältnis 1:10). Von dieser Form des Kopfschmerzes sind deutlich mehr Männer betroffen. Die Krankheit setzt meist im mittleren Lebensalter ein. Sie tritt sowohl episodisch als auch chronisch auf, bei letzterer Form sind die kopfschmerzfreien Intervalle stets kürzer als zwei Wochen. Die als bohrend oder brennend empfundenen Schmerzattacken treten meist nachts um die Augen oder im Stirn-Schläfen-Bereich auf. Gelegentlich sind sie mit Übelkeit und Brechreiz verbunden.

Cluster-Kopfschmerz beginnt meist in der Nacht

Ursache: Über die Ursache gibt es bisher lediglich Vermutungen. Cluster-Kopfschmerzen treten verstärkt im Frühjahr und Herbst auf, sodass eine biologische Rhythmusstörung vermutet wird. Das Wort »Cluster«

Krankheitsbilder im Einzelnen: Ursachen und Hilfe

kommt aus dem Englischen und bedeutet »Haufen«.
Medical Taping: Es werden I- und Y-Tapes angelegt. Zudem werden Cross-Links im Kiefergelenkbereich eingesetzt, um einen Dauerreiz aufzubauen.
Die Basis der Tapes wird entfernt vom Kopf angesetzt, z.B. am Schulterdach. Die Entlastung der Hals-, Schulter- und Arm-Region bewirkt eine gute Durchblutung, die wiederum eine Schmerzlinderung nach sich zieht. Anhaltende Abhilfe bei Cluster-Kopfschmerz setzt meist den Versuch mit mehreren unterschiedlichen Behandlungsmethoden voraus. Medical Taping lindert den akuten Schmerz.
Behandlungsdauer/-häufigkeit: einmalig – kurz – **mittel** – **länger** – andauernd

Gesichtsschmerzen (Trigeminusneuralgie)

Problembeschreibung: Sehr intensive – in der Regel einseitige – Schmerzattacken von jeweils kurzer Dauer in den betroffenen Gesichtsbereichen – meist Oberkiefer/Wange und/oder Unterkiefer. Die Trigeminusneuralgie ist eine eigenständige Krankheit und nicht das Symptom einer anderen Erkrankung. Häufig treten die Beschwerden periodisch auf, bei sehr starken Schmerzattacken sind sie mit Gesichtszuckungen verbunden. Frauen sind von der Krankheit häufiger betroffen als Männer. Gelegentlich wird die Trigeminusneuralgie mit dem »atypischen Gesichtsschmerz« verwechselt, der allerdings nicht anfallartig auftritt, sondern von Dauer ist.
Ursache: Eine Erkrankung der Nerven in den Bereichen, die beim Kauen, Sprechen oder der Mimik betroffen sind. Die Anfälle werden durch die Bewegungen beim Kauen oder Sprechen ausgelöst. »Atypischer Gesichtsschmerz« hat dagegen vielfach psychische Ursachen.

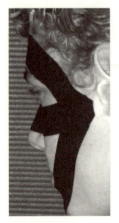

Die Tapes aktivieren das körpereigene Schmerzdämpfungssystem.

2 Der Kopf

Medical Taping: Es werden I-Zügel in einer Breite von 2,5 Zentimeter zugeschnitten, also in der Breite halbiert. Während der Patient den Mund geöffnet hält, werden die schmalen Tapes
- vom Kiefergelenk in Richtung Stirn,
- vom Kiefergelenk in Richtung Nase und
- vom Kiefergelenk in Richtung Unterkiefer

angelegt, jeweils beidseits.
Damit wird das körpereigene Schmerzdämpfungssystem aktiviert. Das reduziert den Schmerz, die Schmerzanfälle verringern sich deutlich.
Behandlungsdauer/-häufigkeit: einmalig – kurz – **mittel** – **länger** – andauernd

Kiefergelenkerkrankung (Kiefergelenkdysfunktion)

Problembeschreibung: Probleme mit dem Kiefergelenk und mit der Kaumuskulatur wachsen sich zu einen zivilisatorischen Problem aus. Vor allem bei Jugendlichen kommt es zu erheblichen Störungen der Kaufunktionen. Hinzu kommt der frühzeitige Verlust der Zähne, was wiederum gravierende Veränderungen auch der Kaumuskulatur zur Folge haben kann.
Ursache: Falsche Ernährung ist eine der wesentlichen Ursachen für Erkrankungen im Bereich der Kiefergelenke und des Gewebes in diesem Bereich. Falsch belastete Zahnbögen wachsen nicht mehr richtig aus, sodass bereits Jugendliche nicht mehr richtig kauen können. Auch starke Anspannung kann zu Kieferschmerzen führen.
Medical Taping: Zur muskulären Entlastung wird auf beide Kiefergelenke ein Cross-Link geklebt. Über diesen Dauerreiz kommt es zu einer entspan-

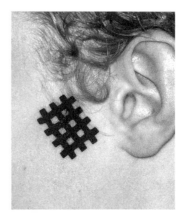

Cross-Link gegen Kiefergelenkbeschwerden

nenden Wirkung auf die Kaumuskulatur. Es wird von den Patienten als sehr angenehm beschrieben, wenn ein zusätzlicher Y-Zügel auf die Halsmuskulatur angelegt wird.

Bei einer Erkrankung der Kaumuskulatur oder des Kiefergelenks ist es häufig empfehlenswert, eine Bissführungsschiene zu tragen. Diese schützt Zähne, Kaumuskulatur und Kiefergelenke vor übermäßiger Belastung. Die auf den unteren Zähnen angebrachte Kunststoffauflage muss so lange getragen werden, bis die Beschwerden abgeklungen sind.

Behandlungsdauer/-häufigkeit: einmalig – **kurz** – **mittel** – länger – andauernd

KISS-Syndrom (Kopfgelenk-induzierte Symmetrie-Störung)

Problembeschreibung: Fehlstellung im Bereich des Nackens. Das KISS-Syndrom ist im eigentlichen Sinne keine Krankheit. Vielmehr ist es eine Störung im Steuerungsprozess der Kopfgelenke, die in unterschiedlichen Formen zum Ausdruck kommt: Schiefhals, Durchbiegung der Wirbelsäule, Gesichtsasymmetrie und asymmetrische Benutzung der Extremitäten (Arme und Beine). Bei Erwachsenen kann Schiefhals zu folgenden Problemen führen: Halswirbelsäulenbeschwerden, chronische Rückenschmerzen, Bandscheibenvorfall, Ohrgeräusche (Tinnitus), Gleichgewichtsstörungen, Schwindel.

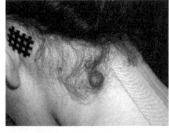

Klebetechnik beim KISS-Syndrom

Ursache: Zahlreiche mögliche Ursachen kommen in Frage, sie hängen im Wesentlichen mit einer problematischen Geburt zusammen: zum Beispiel lange und erschwerte Geburt mit Saugglockenbenutzung, Notfallkaiserschnitt, Schieflagen im Mutterleib, Steißlage, Be-

ckenendlage, Zwillingsgeburten, Enge im Mutterleib. Dies alles kann die noch zarten Kopfgelenke schädigen (Nackenschlag), es kommt zur Asymmetrie.
Medical Taping: Beim Medical-Taping-Concept wird mit I- und Y-Zügel für eine Entlastung der meist verspannten Hals- und Nackenmuskulatur gesorgt. Y-Zügel werden direkt an der Halswirbelsäule platziert und I-Zügel im seitlichen und vorderen Bereich. Zusätzlich werden Cross-Links hinter dem Ohr gesetzt, um einen Reiz in der Ebene der oberen Halswirbelkörper hervorzurufen.
Behandlungsdauer/-häufigkeit: einmalig – **kurz** – **mittel** – länger – andauernd

Migräne

Problembeschreibung: Pulsierender Kopfschmerz, der sich häufig vom Nacken her ausbreitet und meist nur eine Hälfte des Kopfes betrifft. Er ist oft verbunden mit Übelkeit, Erbrechen, Überempfindlichkeit gegenüber Licht, Lärm und Gerüchen. Kann von Sehstörungen begleitet sein. Frauen leiden dreimal häufiger als Männer unter Migräne.
Ursache: Bislang unbekannt. Mediziner nehmen an, dass bei Migräne der Trigeminusnerv im Stammhirn durch einen Auslöser aktiviert wird. Die an den Enden des Nervs austretenden Botenstoffe führen zu einer Erweiterung der Blutgefäße in der Hirnhaut. Diese Dehnung reizt die Nerven an den Gefäßwänden. Folge sind die Migräneschmerzen.
Medical Taping: Die Migräne gehört im Medical-Taping-Concept zu den aufwändigsten Therapien. Bevor mit einer Behandlung begonnen werden kann,

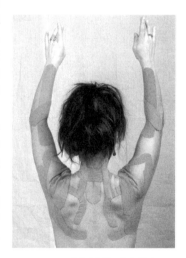

Viel hilft viel: Beim Migräne-Taping stimmt dieser Satz ausnahmsweise.

Krankheitsbilder im Einzelnen: Ursachen und Hilfe

müssen sich Patient und Therapeut über einige Grundregeln im Klaren sein. Ohne deren Beachtung wird es keinen Erfolg geben.

Der Patient muss folgende Voraussetzungen erfüllen:

Voraussetzungen für den Patienten

- Während der Behandlungsphase erreichbar sein,
- in der Region wohnen, in der der Therapeut tätig ist (innerhalb von 60 Minuten sollte der Therapeut zu erreichen sein),
- sofort anrufen, wenn die Migräne sich ankündigt,
- die vom Therapeuten vorgegebenen Termine einhalten,
- einen Fahrer (Familienmitglied/Freund oder Freundin) während der Therapiezeit haben, damit er jederzeit zur Therapie gefahren werden kann, wenn er selbst nicht dazu in der Lage ist,
- sich bewusst sein, dass er für längere Zeit mit bunten Tapes durch den Alltag gehen muss.

Der Therapeut muss die nachstehenden Voraussetzungen erfüllen:

Voraussetzungen für den Therapeuten

- Rund um die Uhr erreichbar sein (zur Not über Handy),
- für eine Vertretung sorgen, falls er nicht in der Region bzw. krank sein sollte,
- keine Patienten annehmen, die weiter als 60 Fahrminuten entfernt wohnen,
- die Krankengeschichte sorgfältig aufnehmen und ein gründliches Gespräch mit dem Hausarzt führen,
- die Behandlung abbrechen, wenn einer der oben genannten Punkte nicht eingehalten werden kann.

Der letzte Punkt gilt für beide Seiten. Wird von den Voraussetzungen abgewichen, ist der Erfolg der Therapie fraglich. Eine Weiterbehandlung ist dann nur noch ein Kostenfaktor.

Für die Behandlung werden alle zur Verfügung stehen-

2 Der Kopf

den Tapemöglichkeiten eingesetzt, vom I- über Y-Zügel bis zur Ligament- und Faszientechnik, in verstärktem Maße auch Cross-Links.

Es können 26 (!) unterschiedliche Tapes geklebt werden. Im Regelfall werden bei der ersten Behandlung bis zu 18 Tapes eingesetzt. Sie führen vom Handgelenk über die Schulter zum Hals und vom Nacken bis zur unteren Brustwirbelsäule. Das Setzen dieser Tapes ist so komplex, dass es unbedingt vom Fachmann ausgeführt werden muss, wenn es Wirkung zeigen soll. Bei einer fachkundig geklebten Anlage spürt der Patient allerdings umgehend die enorme Wirkung der gesteigerten Durchblutung.

26 unterschiedliche Tapes stehen zur Verfügung

In der Behandlungszeit wird der Therapeut bei den aufeinander folgenden Terminen immer weniger Tapes benötigen, sodass der Patient dadurch weniger Reizen ausgesetzt ist. Während einer Migräne-Behandlung kommt es trotz der großen Anzahl der Tape-Reize zu keiner Reizüberflutung. (Bei anderen Krankheitsbildern ist zu beobachten, dass Patienten bei zu vielen geklebten Tapes eventuell mit einer entgegengesetzten Wirkung rechnen müssen: Zu viele Reize heben sich gegenseitig auf oder stören sich. Beim Taping der Migräne trifft dies nicht zu.)

Keine Reizüberflutung – trotz der zahlreichen Tapes

Mit den Tapes wird das zirkulatorische System angeregt, um den Schmerz zu beseitigen und die Beweglichkeit wiederherzustellen. Durch entsprechende Lebensführung lassen sich Migräne-Auslöser reduzieren, beispielsweise durch Verzicht auf unbekannte Reize, Regelmäßigkeit im Tagesablauf, ausreichenden Schlaf, Verzicht auf bestimmte Lebens- und Genussmittel (Alkohol, insbesondere Rotwein, Käse, Schokolade).

Behandlungsdauer/-häufigkeit: einmalig – kurz – mittel – **länger** – andauernd

Ohrensausen (Tinnitus)

Problembeschreibung: Erheblich störende Empfindung von Tönen oder Geräuschen, die nicht von außen kommen. Was der Betroffene als Brummen, Rauschen, Klingeln oder Pfeifen wahrnimmt, ist nur für ihn hörbar, denn tatsächlich beruhen die Töne auf einer Reizung des Innenohrs.

Ursache: Zunehmend klagen auch Jugendliche über Tinnitus. Das Problem tritt vielfach als Folge einer Überbelastung des Gehörs auf, beispielsweise in Diskotheken. Zu einem Tinnitus kann es auch bei Erkrankungen des Innenohrs, des Hörnervs oder der Hörzentren kommen. Ebenso kommen eine Verstopfung des Gehörgangs mit Ohrenschmalz oder eine Verkalkung als Auslöser in Frage. Die häufigste Ursache ist jedoch eine Durchblutungsstörung des Innenohres.

Medical Taping: Tinnitus ist das zweitgrößte Krankheitsbild im Medical-Taping-Concept. Es werden I-und Y-Zügel benötigt sowie Cross-Links. Mit 2,5 Zentimeter breiten I-Zügeln (in Längsrichtung halbiertes Tape) wird der Kopfdreher (Musculus sternocleidomastoideus) vom Hinterkopf bis zu seinem Ansatz am Schlüsselbein geklebt. Weiter werden I-Zügel über die seitliche Halsmuskulatur zum Schulterblattheber angelegt. (Dieser Muskel verbindet die Halswirbelsäule mit dem Schulterblatt. Somit ist er der wichtigste Muskel im Halsbereich, der seine Funktion gut ausführen muss. Verklebt er, kann er nicht mehr richtig arbeiten, es kommt zu funktionellen Problemen der Halswirbelsäule.) Im unteren Brustwirbelsäulenbereich wird ein Stern mit einem Y- und drei I-Zügeln geklebt. Als Abschluss werden zwei Cross-Links auf die Kiefergelenke gesetzt. Die Tonusregulierung, eine starke Durchblutung sowie die Aktivierung des lymphatischen Systems tragen

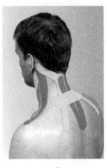

Tinnitus geht meist auf eine Durchblutungsstörung des Innenohrs zurück.

dazu bei, dass viele Patienten mit dieser Behandlung sehr zufrieden sind.
Ein Patient sagte: »Es ist toll, die Stille wieder hören zu können.«

»Toll, die Stille wieder hören zu können«

Behandlungsdauer/-häufigkeit: einmalig – kurz – **mittel** – **länger** – andauernd

Schmerzen nach Zahn-/Kieferbehandlung
Problembeschreibung: Schmerzen und Schwellungen nach Zahn-, Mund- und Kieferbehandlungen zahnärztlicher oder chirurgischer Art.
Ursache: Lymphatische Schwellung eines Zahnfleischbereichs, einer Kieferhälfte, einer Gesichtshälfte, damit verbunden der Schwellungsschmerz bis hin in die äußere Gesichtshaut.
Medical Taping: Man klebt Lymphtapes bis in den Halsbereich oder darüber hinaus bis zum Schlüsselbein, um den Lymphfluss anzuregen und zu unterstützen. Gegebenenfalls kommt auch beidseitiges Tapen der ableitenden Lymphwege in Frage, damit wird ein schnelleres Abschwellen erreicht. Bei weniger starken Schwellungen können Cross-Links auf die entsprechenden Lymphknoten gesetzt werden.
Behandlungsdauer/-häufigkeit: einmalig – **kurz** – mittel – länger – andauernd

Schnarchen (Schlafapnoe)
Problembeschreibung: Über Schnarcher gibt es viele Witze. Dabei ist Schnarchen keineswegs eine komische Angelegenheit. Lautes Schnarchen kann vielmehr ein ernst zu nehmendes Anzeichen für Atemstörungen während des Schlafs sein. Es deutet auf eine Verengung der Atemwege hin, die dem Betroffenen das Atemholen im Schlaf erschwert. Die typischen Schnarchgeräu-

Lautes Schnarchen ernst nehmen

Krankheitsbilder im Einzelnen: Ursachen und Hilfe

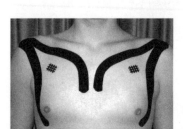

Tape-Anlage gegen das Schnarchen

Über die Brustmuskulatur auf das Schnarchen einwirken

sche entstehen bei dem angestrengten Versuch, durch die verengten Atemwege Luft zu holen. 10 bis 30 Prozent der Erwachsenen schnarchen im Schlaf. Meist ist ihr »Sägen« harmlos. Dagegen ist lautes und unregelmäßiges Schnarchen in der Regel ein erster Hinweis auf obstruktive Schlafapnoe, eine potenziell lebensbedrohliche Erkrankung. Sie tritt bei fünf Prozent der Bevölkerung auf, vorwiegend bei übergewichtigen Männern im mittleren Lebensalter.

Das Wort »Apnoe« stammt aus dem Griechischen und bedeutet Atemstillstand. Und in der Tat bekommen die Betroffenen nicht genügend Sauerstoff.

Ursache: Im Schlaf lässt die Spannkraft aller Muskeln nach, auch derjenigen, die für die Atmung wichtig sind. Bei manchen Menschen ist der Spannungsverlust der Muskeln im Rachenraum so groß, dass die Atmung in erheblichem Maße beeinträchtigt und der Schlaf damit zu einem gesundheitlichen Risikofaktor wird.

Eine andere Ursache für Schlafapnoe kann die Verengung der Atemwege durch Normabweichungen im Rachenraum sein.

Medical Taping: Im Medical-Taping-Concept werden beide Brustmuskeln mit jeweils einem Y-Zügel beklebt. Zusätzlich werden zwei Cross-Links im Bereich der Brustmuskulatur angebracht. Es ist zu beobachten, dass die Reizgebung über die Brustmuskulatur reflektorisch Einfluss auf das Krankheitsbild Schlafapnoe nimmt.

Behandlungsdauer/-häufigkeit: einmalig – **kurz** – **mittel** – länger – andauernd

Schwindel

Problembeschreibung: Schwindel ist eine Störung, bei der die Betroffenen das Gefühl des Schwankens oder

2 Der Kopf

Drehens haben. Dabei entsteht der Eindruck, man bewege sich im Raum oder Gegenstände bewegten sich um einen herum. Oft kommen Gleichgewichtsstörungen, Übelkeit, Erbrechen und Schweißausbrüche dazu oder es wird einem schwarz vor Augen. Schwindel kann auch der Beginn einer Ohnmacht sein.
Ursache: Ohnmacht ist eine kurz andauernde Bewusstlosigkeit aufgrund eines Sauerstoffmangels im Gehirn. Häufig setzt Schwindel nach plötzlichem Aufstehen oder schnellem Drehen des Kopfes ein. Schwindel kann sehr viele unterschiedliche Ursachen haben. Besonders häufig sind: niedriger oder hoher Blutdruck, Durchblutungsstörungen im Gehirn, Migräne, Blutarmut, See- oder Reisekrankheit, Störungen des Innenohres, Unterzuckerung, Nebenwirkung bestimmter Medikamente, Alkoholmissbrauch, Fieber.
Medical Taping: Sehr gute Ergebnisse werden mit Cross-Links auf beiden Kiefergelenken erzielt. Darüber hinaus wird auf den ersten Brustwirbel ein weiterer Cross-Link gesetzt. Bei den meisten Patienten ist der Schwindel danach sofort weg. Über die Tapes wird die Durchblutung gefördert und über die Akupunkturpunkte ein Dauerreiz gesetzt. Es wird Einfluss auf das vegetative Nervensystem genommen.
Behandlungsdauer/-häufigkeit: einmalig – **kurz** – mittel – länger – andauernd

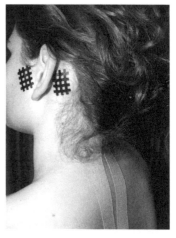

Meist verschwindet der Schwindel sofort nach dem Taping.

Spannungskopfschmerz
Problembeschreibung: Häufigste Art von Kopfschmerzen. Sie treten meist erstmals im Alter zwischen 25 und 30 Jahren auf, Frauen sind häufiger betroffen als Män-

Krankheitsbilder im Einzelnen: Ursachen und Hilfe

ner. Beidseitig dumpfes Drücken des Kopfes. Kann mehrmals während eines Monats auftreten, hält zwischen einer halben Stunde und bis zu mehreren Tagen an. Unterschieden wird zwischen der Häufigkeit des Auftritts: Bei weniger als 180 Schmerztagen im Jahr wird von episodischen, bei mehr als 180 Tagen von chronischen Kopfschmerzen gesprochen. Der Schmerz ist dumpf, bohrend und spannend, in der Regel beidseitig. Er beginnt in der Hinterkopfregion und breitet sich dann diffus bis zu beiden Augenhöhlen aus. Meist setzt er am Morgen ein und weitet sich im Verlauf des Tages aus.

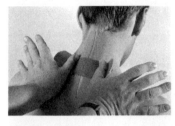

Werden Schulter und Nacken entlastet, verschwindet der Spannungskopfschmerz.

Ursache: So uneinheitlich wie das Beschwerdebild bei Kopfschmerzen sind auch deren Ursachen. Deshalb gilt bei Spannungskopfschmerzen wie bei allen anderen Arten von Kopfschmerzen: Die Erhebung der Vorgeschichte ist außerordentlich wichtig, weil sie Aufschluss über die Art der Kopfschmerzen geben kann. Gelegentlich ist die Angabe »Spannungskopfschmerz« nämlich auch eine Verlegenheitsdiagnose, weil sich die genaue Art des Kopfschmerzes nicht bestimmen lässt.

Medical Taping: I- und Y- Züge werden so angelegt, dass es zu einer Entlastung im Schulter-Nacken-Bereich kommt. Die beiden Y-Zügel werden beidseits mit ihrer Basis am Schulterdach in Richtung Hinterhaupt und in Richtung Schulterblatt geklebt. Weiterhin wird ein Y-Zügel mit der Basis auf dem dritten bis siebten Brustwirbelkörper angelegt, um dann die beiden Streifen an der Halswirbelsäule entlang zu führen. Das regt sowohl die Durchblutung als auch das lymphatische System an und sorgt so für eine Entlastung der Muskulatur.

Behandlungsdauer/-häufigkeit: einmalig – **kurz** – **mittel** – länger – andauernd

2 Der Kopf

Zahnschmerzen

Problembeschreibung: Der »echte« Zahnschmerz entsteht in erster Linie durch Entmineralisierung, Entkalkung der Zahnoberfläche bis hin zum Nerv mit seiner Blutversorgung (Eintrag von Bakterien in die Blutbahn – Entzündung!) und durch Säure bildende Bakterien, die die Mundhöhle besiedeln (Anfang der Verdauung).

Ursache: Unzweckmäßige und vor allem mangelhafte Ernährung (viel, auch versteckter, Zucker) neben Defiziten bei der Zahnpflege begünstigen diese »Lochbildung«.

Hauptursache: falsche Ernährung, zu viel Zucker

Probleme durch einen entzündeten Zahn, sei es im Bereich des Zahnfleisches (Parodontose), sei es durch einen durch Karies gereizten Zahnnerv bis hin zu einem Zahnabszess (am Zahnfleisch, an der Wurzelspitze), ausgelöst durch eingewanderte Bakterien, machen sich immer durch Rötung, Schwellung und Schmerz bemerkbar.

Medical Taping: Die Behandlung von Zahnschmerzen jeglicher Art mittels Tapes kann nur als eine »erste Hilfe« bis zum Besuch eines Zahnarztes verstanden werden.

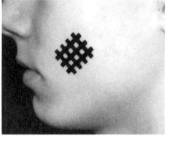

Linderung ist möglich durch ein auf entsprechende Schmerzpunkte gesetztes Tape (besonders die Cross-Links haben sich bewährt). Druckschmerzen, Bewegungsschmerzen und Schwellungen können, begleitend zur Kühlung mit kaltem Wasser (niemals Eis oder Coldpacks nehmen, danach geht es meistens erst richtig los …), mit Cross-Links oder Lymphtapes behandelt werden – immer in Richtung ableitende Lymphbahnen aus den entsprechenden Gesichtsbereichen.

Kein Tape der Welt macht den Zahnarztbesuch überflüssig.

Achtung: Der klassische Zahnschmerz ist niemals

extraoral zu beheben. Man kann den beginnenden Zahnschmerz zwar mit einigen Maßnahmen bis zum Termin beim Zahnarzt erträglicher machen, der Besuch beim Zahnarzt bleibt aber in jedem Fall ein Muss.

Ein Termin beim Zahnarzt bleibt einem nicht erspart

Behandlungsdauer/-häufigkeit: einmalig – **kurz** – mittel – länger – andauernd

Fallbericht: »Schmerzt es noch, oder klebst du schon?«

Wer unter Migräne leidet, dem steht der Sinn nicht nach Scherzen. Ruhe, Abgeschiedenheit, Dunkelheit, das ist es, was bei einem Migräneanfall gesucht wird. Und ist der endlich überstanden, dann möchte der Betroffene nicht mehr daran erinnert werden. Und dennoch hat Birte Möller (35) ihren Erfahrungsbericht über die Wirkung des Medical Taping bei Migräne unter die Überschrift gesetzt: »Schmerzt es noch, oder klebst du schon?« Die Migräne hat für sie ihren Schrecken verloren, darum kann sie darüber auch schon mal einen Witz machen. Bevor die ersten Tapes bei ihr geklebt wurden, hätte sie niemals an einen Scherz im Zusammenhang mit der Migräne gedacht. Das können die vielen Menschen, die ebenso schrecklich unter Migräne leiden wie Frau Möller damals, sicher gut nachvollziehen.

Ein unerwünschtes Erbe

Zu 80 Prozent eine vererbte Disposition

Eigentlich hätte sie wissen können, was auf sie zukommen würde, als sie zum ersten Mal einen Migräneanfall bekam. Das war vor vier Jahren. Ihre Mutter war ebenfalls stark von Migräne betroffen, und Birte Möller hatte gehört, die Krankheit sei erblich, 80 Prozent aller Migräne-Patienten plagen sich mit dieser vererbten Disposition. Zehn Prozent der Bevölkerung leiden an Migräne, bei 20 Prozent ist eine Labilität der Gefäßstrukturen angeboren.

Aber die Patientin hatte vor ihrem ersten Migräneanfall Kopfschmerzen überhaupt nicht gekannt. Und anfangs hielten sich die Anfälle auch in der zeitlichen Abfolge noch zurück. Alle viertel Jahre ein Anfall, damit, meinte sie, müsse man doch fertig werden. Wenn die Migräne kam, dann ging sie ins Bett, schluckte ein paar Aspirin und wartete auf das Ende des Anfalls.

Ab ins Bett, ein paar Pillen – und warten?

Das ging so, bis ihr Magen rebellierte, weil er die Tabletten nicht vertrug. Auch die von einer Freundin empfohlenen Zäpfchen brachten nicht die erwartete Erleichterung. Die Migräne aber kam immer häufiger. Das steigerte sich auf ein bis zwei Anfälle im Monat. Inzwischen ging die geplagte Frau etwas massiver gegen das Leiden vor, schluckte Betablocker, doch durch die Anfälle musste sie trotzdem durch – mit dem vollen Programm.

Die Schmerzen entwickeln sich vom Nacken her, hinter den Augen baut sich ein starker Druck auf. Dann kommt die Übelkeit, dem Kranken wird schwindlig, das Sehen wird schlecht, die Augen reagieren höchst empfindlich auf Licht, man möchte die Ohren zumachen, weil jedes Geräusch als quälender Lärm empfunden wird, Konzentration ist nicht mehr möglich, weil sich alle Sinne auf die Schmerzen und ihre üblen Begleiter konzentrieren, es kommt zu Sprachstörungen.

Die Schmerzen entwickelten sich aus dem Nacken

Die Verursacher

Mehr noch als andere Kranke, beginnen Migräne-Patienten nach den Ursachen zu fragen. Die Anfälle kommen schließlich in mehr oder weniger kurzen Abständen immer wieder, man hat mit ihnen zu leben.

Krankheitsbilder im Einzelnen: Ursachen und Hilfe

Ein Verursacher allein löst die Migräne nicht aus

Und so gewöhnen sich unter Migräne leidende Menschen an, die Faktoren genau zu registrieren, die zu einer Schmerzattacke führen. Einer dieser Faktoren für sich allein ist nicht schlimm, er löst die Kopfschmerzen nicht aus. Aber wenn bereits einige der Verursacher beisammen sind, dann genügt ein einziger weiterer, um die Migräne auszulösen. Das ist wie bei einem Fass, das überläuft – irgendwann ist es so weit, dass ein Tropfen genügt.

Bald hatte Birte Möller den Stress im Beruf als einen Verursacher ausgemacht. Sie arbeitet im Management, verantwortet internationale Transaktionen, da ist der Stress ein Teil des täglichen Programms. Doch wenn Stress auch einer der Hauptfaktoren unter den Verursachern einer Migräne ist, alleiniger Auslöser ist er nicht. Da muss anderes hinzukommen. Bei Birte Möller ist das eine starke Wetterfühligkeit. Wenn es kalt wird, steigt die Gefahr eines Anfalls. Oder wenn der Vollmond am nächtlichen Himmel steht. Fällt das dann noch mit der Menstruation zusammen, dann ist der Migräneanfall vorprogrammiert. Für 40 Prozent der Migräne-Patientinnen ist die Zeit vor und während der Menstruation besonders kritisch. Ein anderer Auslöser ist die Kombination von Käse und Rotwein. Da folgt auf den Genuss mit Sicherheit die Reue.

Wenn die Pflicht Pause hat

Auch die für eine Migräne besonders anfällige Zeit hat Birte Möller ausgemacht: nach dem Wochenende, meist am Dienstag. Der Grund: Während der Woche gibt es ein festes Programm der Arbeit und der Freizeit. Da sorgen die Verpflichtungen innerhalb des Jobs und nach Feierabend zwangsläufig dafür, dass es nicht allzu viele Abweichungen von der Regel gibt. Am Wochenende aber, da kann endlich einmal das gemacht werden, wonach einem spontan zumute ist. Das macht

Fallbericht

Spaß – und Kopfschmerzen. Denn gerade diese Abweichung vom Gewohnten, dies Verlassen des täglichen Rhythmus, löst die Migräne aus. Frau Möller hat deshalb versucht, auch die Wochenenden in einen festen Ablauf zu fügen. Trotzdem genügen kleine Abweichungen vom Üblichen, damit sich die Migräne wieder meldet.

Bei anderen Migräne-Patienten sind es andere Auslöser. Statt der heftigen Reaktion auf zu viel Veränderung oder Abwechslung kann auch das Gegenteil, die Langeweile, Verursacher sein. Oder ein Ehestreit. Oder ganz einfach die Angst vor dem nächsten Migräneanfall. Jede Krankengeschichte ist verschieden.

Jede Krankengeschichte ist verschieden

Da passiert etwas
Das erste Tape bekam die Patientin wegen einer Entzündung der Sehne in einem Finger. Das helfe fantastisch, hatte eine Freundin gesagt – und ihre Erklärung der Funktion eines Tapes war einleuchtend gewesen. Darin geschult, in sachlichen Zusammenhängen zu denken, entwickelt die Managerin in Birte Möller eine Skepsis dort, wo sie ihr angebracht scheint. Also beispielsweise bei schwer zu erklärenden Zusammenhängen. Dennoch stimmte sie einer Behandlung der Migräne durch Medical Taping bereitwillig zu, nachdem die ersten Erfahrungen mit der Sehnenentzündung positiv gewesen waren.

So begann die Patientin eine vorbeugende Behandlung der Migräne. Das bedeutet: Als sie zum ersten Mal gegen die Migräne getapet wurde, war sie kopfschmerzfrei. Ziel war es, den Körper auf den nächsten Anfall besser vorzubereiten, damit die Qualen reduziert sein würden, vielleicht sogar zum Teil gar nicht aufträten.

Vorbeugend gegen die Kopfschmerzen getapet

Frau Möller beschrieb, wie ihr Körper sofort auf die Tapes reagierte: »Schon in den ersten Tagen nach Beginn der Therapie spürte ich Veränderungen im Körper. Das Lymphsystem wird offenbar derart angeregt, dass ich ständig Durst hatte, die Haut trockener und der Gang zur Toilette häufiger wurde. Anfangs spürte ich abwechselnd warme Schauer und Kribbeln auf der Haut. Irgendwas passierte da.«

Bei Migräne hat MTC besonders große Therapieerfolge

Die Behandlung der Migräne nach dem Medical-Taping-Concept ist ein relativ neues Verfahren. Tapes gegen Migräne werden seit etwa fünf Jahren geklebt. Inzwischen gehört die Migräne wegen der überzeugenden Therapieerfolge zu den größten Krankheitsbildern des MTC. Etwa zehn Behandlungstage werden dafür angesetzt. Neben den Tapes im Schulter-Nacken-Bereich werden zusätzlich Cross-Links auf die Kiefergelenke gesetzt. Dabei wird eine ausgesprochen positive Wirkung registriert. Warum das so ist, gehört noch zu den ungeklärten Phänomenen des Tapings. »Wir können nicht alles erklären«, sagte der Therapeut seiner Patientin. »Zum Beispiel die Sache mit den Cross-Links. Wir wissen nicht, wie sie wirken, aber wir wissen, dass sie wirken.«

Ein ungeklärtes Phänomen

Wieder ein Dienstag

Dann kam wieder ein Dienstag und mit ihm kam wieder die Migräne. Sie war mit einer außerordentlich starken Übelkeit verbunden. Weil sie solch eine intensive Reaktion ihres Körpers gespürt hatte, ließ sich die Patientin erstmals während eines akuten Anfalls tapen. Wegen des Gefühls, sofort erbrechen zu müssen, wurde ihr als Erstes ein Magentape gesetzt. Es wirkte in einer Weise, die die Patientin nicht für möglich gehalten hätte: Die Übelkeit verschwand augenblicklich. »Wirklich«, sagt sie, »sofort weg. Sofort!« Die im

Fallbericht

Nacken- und Kopfbereich geklebten Tapes lösten den Schmerz förmlich auf, nach drei oder vier Minuten wurde er diffus, er war nicht mehr so brennend-stechend wie sonst, und er wurde schwächer. Nach einer Stunde war eine deutliche Erleichterung zu spüren, der Schmerz ebbte ab, er entwickelte sich nicht mehr so quälend, wie das vor dem Tapen der Fall gewesen war. Dennoch geht Birte Möller weiterhin ins Bett, wenn sie unter einem Migräneanfall leidet. Doch bereits nach drei Stunden ist die Sache ausgestanden. Bevor sie sich tapen ließ, fiel sie wegen einer Migräne regelmäßig zwei Tage aus. Sie wachte immer am Morgen mit Migräne auf, gegen Mittag wurde sie stärker und erreichte schließlich gegen 14 Uhr ihren Höhepunkt. Nahm sie dann Medikamente ein, ebbte die Migräne allmählich ab. Am nächsten Tag fühlte die Patientin sich dann sehr abgeschlagen, war müde und kaputt.

Nach drei Minuten wurde der Schmerz diffus

Vertrauen gewonnen
Die ersten Begleiterscheinungen, die nach der vorsorglichen Behandlung auftraten, das Prickeln im Körper, die Hitzewallungen, der ständige Durst, das alles gab sich nach und nach. Die ersten Symptome legten sich bereits nach zwei Wochen.
Die Tapes hatten den Stoffwechsel verändert. Und sie hatten den Körper widerstandsfähiger gegen die Migräne gemacht.
In einem zusammenfassenden Bericht schildert die Patientin ihre Erfahrung mit dem Medical Taping so: »Meine Beschwerden sind erheblich gemildert und seltener geworden. Der Kopfschmerz und alle Begleiterscheinungen sind schon während des ersten Tapens abgeschwächt worden und waren von kürzerer Dauer. Ich kann deutlich spüren, wenn sich Muskeln oder Seh-

»Meine Beschwerden sind erheblich gemildert und seltener geworden«

nen ›verkrampfen‹ möchten, aber vom Kinesio-Tape ›gehalten‹ werden. Das Tape fühlt sich kurzzeitig ›stramm‹ an, aber dann lässt die Spannung wieder nach und ich habe den Eindruck, dass sich die Muskeln an die Veränderung gewöhnen.

Der Körper verlernt, die Signale der Migräne zu deuten

In meiner Vorstellung ›verlernt‹ der Körper so, die Signale einer Migräne zu deuten. Angenehm ist, dass ich, wie gewohnt, Sport treiben, in die Sauna gehen, schwimmen und duschen kann. Das Tape trocknet schnell und löst sich nicht.

Ich habe einen sehr positiven Eindruck von dieser Behandlungsmethode und bin begeisterte ›Kinesio-Trägerin‹.«

Diesen Bericht veröffentlichte die Hauszeitschrift jenes Unternehmens, bei dem Birte Möller beschäftigt ist. Der Text war mit jener witzigen Überschrift versehen, die oben zitiert wird. Eben weil die Betroffene inzwischen nicht mehr unter der vollen Wucht einer Migräne zu leiden hat. Sie ist überzeugt: »Ich habe viel Vertrauen in diese Therapieform und denke, dass ich nach Abschluss der Behandlung komplett von Migräne befreit sein werde.«

»Ich habe viel Vertrauen in diese Therapieform«

3 Die Schulter-Nacken-Region

Frozen Shoulder

Problembeschreibung: Schulterschmerz, der jedoch in der Regel nicht von der Schulter selbst ausgeht, sondern von den Nebengelenken und den um das Gelenk gruppierten Weichteilen. Tritt meist bei älteren Erwachsenen auf.

Ursache: Entzündung der Schultergelenkkapsel bzw. -innenhaut. Im Verlauf der Krankheit schrumpft die Kapsel, was zu einer Einschränkung der Bewegungsfreiheit führt. Häufig ist die Frozen Shoulder eine Folge einer vorausgegangenen Ruhigstellung nach einer Erkrankung im Schulter-Arm-Bereich.

Medical Taping: I- und Y-Tape, angewandt in der Faszientechnik. Die Anlage hängt davon ab, in welchem Bereich der Schulter der Betroffene eingeschränkt ist. Die Basis wird auf die vordere Schulter geklebt und das Tape über das Schulterdach Richtung Schulterblatt leicht gezogen. Ein weiteres (Y-)Tape wird mit der Basis auf der Mitte des Oberarms fixiert, um dann mit den geteilten Enden den vorderen und hinteren Muskelbauch des Deltamuskels zu bekleben. Damit wird die Kapsel gedehnt und somit mehr Beweglichkeit im Schultergelenk erreicht.

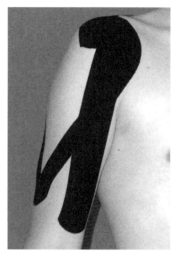

Tape-Anlage bei Frozen Shoulder

Behandlungsdauer/-häufigkeit: einmalig – **kurz** – **mittel** – **länger** – andauernd

Impingementsyndrom (Periarthritis humeroscapularis)

Problembeschreibung: Der aus dem Englischen entlehnte Begriff steht für »Einklemmung«. Das Impingementsyndrom ist die häufigste Ursache für Schulterbeschwerden. Meist beginnt es mit eher leichten Schmerzen im Oberarm, vielfach nachdem eine ungewohnte Arbeit (z.B. längeres Überkopfarbeiten) ausgeführt wurde. Die Beschwerden nehmen beim Anheben des Armes und anderen Bewegungen zu und wachsen sich im Laufe der Zeit zum Dauerschmerz im Schulterbe-

Krankheitsbilder im Einzelnen: Ursachen und Hilfe

reich aus. Besonders quälend sind sie bei Nacht, weil keine bequeme Schlaflage gefunden werden kann.

Ursache: Beim Impingementsyndrom sind Sehnen der Muskeln um das Schultergelenk eingeengt, sie haben zu wenig Platz. Ihr beschränkter Gleitraum lässt Sehnen aneinander oder an den Knochen reiben. Das führt zu Entzündungen. Meist sind mit dem Krankheitsbild auch Durchblutungsstörungen verbunden, was die krankhafte Reaktion verstärkt.

Medical Taping: Um das Schulterdach zu entlasten, müssen die Muskeln behandelt werden, die es in Richtung Arm ziehen. Dies sind z.B. der Deltamuskel und der Bizepsmuskel des Oberarms. Weiterhin muss der oberhalb der Schultergräte sitzende Musculus supraspinatus entlastet werden, da er bei einer Verkürzung den Oberarmkopf unter das Schulterdach zieht. Hier werden I- und Y- Tapes benötigt. Durch die durch das Tapen verbesserte Durchblutung nehmen wir den Schmerz. Die Entlastung der Muskeln trägt dazu bei, dass die Beweglichkeit deutlich zunimmt.

Ein bewährter Test bei einer Einklemmung ist der so genannte Painful Arc (schmerzhafter Bogen): Beide Arme werden gleichzeitig in einem Bogen über die Horizontale bis zum Fingerschluss über dem Kopf geführt. Bei einem Impingement ist dieser Test meist sehr schmerzhaft.

Behandlungsdauer/-häufigkeit: einmalig – **kurz** – **mittel** – länger – andauernd

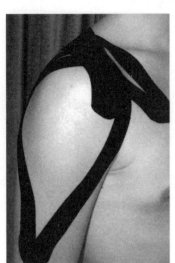

I- und Y-Tapes entlasten die Muskulatur beim Impingementsyndrom.

3 Die Schulter-Nacken-Region

Muskelschmerz am Schultergelenk (Rotatorenmanschettensyndrom)

Problembeschreibung: Die Muskelstränge am Schulterblatt werden als Rotatorenmanschette bezeichnet. Von außen sind sie nicht sichtbar, da sie von anderen Muskeln überlagert werden. In der Nähe des Oberarmkopfes gehen die Muskeln in ihre jeweiligen Sehnen über. Die Rotatorenmanschette sorgt für Stabilität und Beweglichkeit des Schultergelenkes. Fällt einer dieser Muskeln aus oder reißt die dazugehörige Sehne, wird die Beweglichkeit erheblich eingeschränkt.

Ursache: Besonders häufig ist der obere Anteil der Rotatorenmanschette betroffen, da die dortige Sehne vom Oberarmkopf leicht gegen das darüber liegende Schulterdach gequetscht werden kann. Über 90 Prozent der Probleme im Schulterbereich werden durch Verschleiß der Rotatorenmanschette ausgelöst. Daher steigt mit zunehmendem Alter der Anteil der degenerativen Schäden in diesem Bereich. Aber auch Verrenkungen der Schulter können Auslöser sein.

Medical Taping: Ziel ist es, die Muskelbalance, die auf das Schultergelenk wirkt, wiederherzustellen. Dazu werden die häufig einwärts drehenden Muskeln entlastet. Zusätzlich muss beim Rotatorenmanschettensyndrom der Supraspinatus-Muskel geklebt werden. Dazu wird die Basis des Tapes auf die vordere Schulter geklebt und dann das Tape in seiner gesamten Länge über das Schulterdach Richtung Schulterblatt leicht gezogen.

Behandlungsdauer/-häufigkeit: einmalig – **kurz** – **mittel** – länger – andauernd

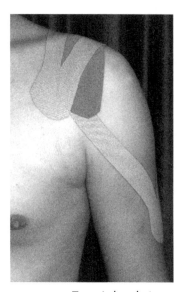

Tape-Anlage beim Rotatorenmanschettensyndrom

Nacken-Schulter-Arm-Syndrom

Problembeschreibung: Sammelbegriff für schmerzhafte Störungen im Bereich des Halses, Nackens, des Schultergürtels und der Arme. Sie gehen häufig von der Halswirbelsäule aus, hauptsächlich im Bereich der gelenkigen Wirbelverbindungen. Äußert sich oft in Nackenschmerzen, die in Schultern und Arme ausstrahlen. Die Muskulatur neben der Wirbelsäule ist meist verhärtet und die Beweglichkeit des Kopfes schmerzhaft eingeschränkt.

Ursache: Häufig liegen neben Nervenreizzuständen auch Durchblutungsstörungen vor. Weitere Ursachen sind Veränderungen der Wirbelsäule durch Abnutzung, Entzündungen aus dem rheumatischen Formenkreis, Skeletterkrankungen wie Osteoporose oder Schleuderverletzungen. Die Wirbelsäule ist besonders starken Belastungen ausgesetzt, entsprechend deutlich zeigen sich an ihr Verschleißerscheinungen.

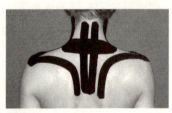

Richtige Haltung, regelmäßiges Training und Entspannung verhindern das Auftreten eines Schulter-Nacken-Arm-Syndroms.

Medical Taping: I-, Y-Tapes oder Cross-Links werden im Schulter-Nacken-Bereich geklebt. Das Y-Tape wird mit den aufgeschnittenen Enden vom Schulterdach Richtung Hals und vom Schulterdach Richtung Schulterblatt beidseits geklebt. Ein weiterer Y- und ein I-Zügel werden an der Halswirbelsäule entlang geklebt. Damit wird die Muskulatur entspannt. Das hat zur Folge, dass der Druck vom Nerv genommen wird: Der Schmerz geht. Die mittelfristige Behandlungsdauer sichert bessere Beweglichkeit und Schmerzfreiheit über einen längeren Zeitraum.

Über die Linderung des Schmerzes hinaus ist das Training der neben der Halswirbelsäule gelegenen Muskeln sowie der Schulter- und Armmuskulatur wichtig.

3 Die Schulter-Nacken-Region

Auf Dauer kann nur eine kräftige Muskulatur eine statische und dynamische Schwäche der Wirbelsäule ausgleichen. Ohnehin ist Muskeltraining für den gesamten Körper anzuraten. Zudem sollte regelmäßig für eine Lockerung der Muskulatur gesorgt werden. Überdies verhindert richtige Haltung eine übermäßige Belastung der Wirbelsäule.
Behandlungsdauer/-häufigkeit: einmalig – kurz – **mittel** – länger – andauernd

Osteoporoseschmerzen (Region 3+4+5)
Problembeschreibung: Unter Osteoporose versteht man eine Verringerung der Knochensubstanz, die am ganzen Körper oder auch nur lokal auftreten kann. Schmerzen entstehen hauptsächlich im Bereich der Wirbelsäule. Im Verlauf der Krankheit werden die Knochen brüchig und es entsteht eine Neigung zu Fehlstellungen, die zusätzliche Schmerzen verursacht. Die Erkrankung verläuft in Schüben.
Ursache: Hormonelle Störungen bei Überfunktion der Schilddrüse, der Nebenschilddrüse oder der Hoden bzw. Eierstöcke. Bei Frauen tritt die Erkrankung daher häufig in der Menopause auf.
Medical Taping: Ein Y-Tape wird weit aufgeschnitten, die dadurch entstandenen Enden werden je zur Hälfte rechts und links der Wirbelsäule vom Kreuzbein aufwärts bis zum Hinterkopf (Haaransatz) geklebt. Die Basis bleibt allenfalls 3–5 Zentimeter lang, ansonsten ist das Tape vollkommen aufgeschnitten. Das Medical Taping reduziert die Schmerzen, ändert aber nichts an der Grunderkrankung.

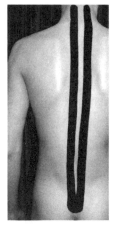

Ein Y-Tape auf Länge der gesamten Wirbelsäule lindert Osteoporoseschmerzen.

Behandlungsdauer/-häufigkeit: einmalig – kurz – mittel – **länger** – **andauernd**

Schulterschmerzen (Supraspinatussyndrom/Insertionstendopathie)

Problembeschreibung: Strukturelle und funktionelle Abweichungen im Bereich der Schulter. Diffuse Schmerzen strahlen dabei in den ganzen Arm aus, das Bewegen der Schulter ist schmerzhaft. Das seitliche Heben des Armes (Abspreizen) und der Schürzengriff sind nicht mehr möglich.

Ursache: Dauerschädigung aufgrund einer fehlerhaften Körperhaltung. Dadurch kommt es zu einer Entzündung in der vorderen Schulter.

Medical Taping: Angewendet wird ein I-Tape. Der Patient geht zunächst mit dem Arm in eine Position Richtung Schürzen- oder Polizeigriff (Einwärtsdrehung der Schulter). Er bleibt in dieser Haltung, während die Basis des Tapes auf die vordere Schulter geklebt und das Tape über das Schulterdach Richtung Schulterblatt leicht gezogen wird.

Behandlungsdauer/-häufigkeit: einmalig – **kurz** – **mittel** – länger – andauernd

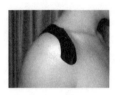

Für die korrekte Anlage des Tapes muss der Patient die Schulter leicht nach innen eindrehen.

Patienten-Rückmeldung:

In meiner Freizeit spiele ich sehr intensiv Tennis und dabei habe ich mir eine Schulterverletzung zugezogen. Zunächst wurde ich nur mit einer Stromtherapie und Eis behandelt, bis ich dann zum Arzt gegangen bin und dieser eine Schleimbeutelentzündung in der Schulter festgestellt hat. Die folgenden drei Wochen erhielt ich dann je eine Spritze und Krankengymnastik. Leider konnte ich kaum eine Verbesserung meines Zustandes feststellen und dieses erzählte ich dann auch meiner Tennisfreundin Julia. Daraufhin berichtete sie mir von dem Therapiezentrum und Kinesio-Taping, von dem ich noch nie zuvor

Trotz Spritzen und Gymnastik kein Erfolg

gehört hatte. Am nächsten Tag wurde mir ein Tape auf meiner Schulter platziert. Danach waren die Schmerzen verschwunden; für mich ist es fast wie ein kleines Wunder!
N. P.

Fallbericht: Sehnenabriss in der Schulter – Hilfe bei frischen Schmerzen

Verletzungen beim Freizeitsport können fatale Konsequenzen für den Beruf haben, bis hin zur Invalidität. Hajo Hecker (35) ist Zimmermann. Er arbeitet also »über Kopf«, das heißt: mit über den Kopf gestreckten Armen. Gerade in solch einem Beruf ist eine Verletzung der Schulter verhängnisvoll.

Eine fatale Verletzung in der Freizeit

Nachdem er sich beim Fußballspielen drei Bänder in der Schulter abgerissen hatte, wurden im Therapiezentrum Gericke (TZG) seine akuten Schmerzen gelindert und ihm ein baldiger Operationstermin in einer Klinik vermittelt. Dafür bedankte sich Hajo Hecker mit einem umfassenden Eintrag im elektronischen Gästebuch des Therapiezentrums. Seine Erfahrungen mit Medical Taping geben wir mit einem Auszug aus diesem Eintrag nachstehend wieder.

Drei Faktoren werden dabei deutlich:
- Auch sehr starke, frische Schmerzen können durch das Medical-Taping-Concept genommen werden.
- Medical Taping ist nicht zwangsläufig der Abschluss einer Behandlung. MTC kann auch der Vorbereitung zu einer weiter gehenden Behandlung dienen, in diesem Fall einer zwingend erforderlichen Operation.
- MTC kann notwendige Wartezeiten unterstützend und schmerzlindernd überbrücken.

Auch bei starkem, frischem Schmerz hilft MTC

Krankheitsbilder im Einzelnen: Ursachen und Hilfe

Ein verhängnisvoller Zusammenprall
Hajo Hecker schrieb: »Ich bin Spieler beim SV Eichede und wir haben das große Glück, vom TZG-Team betreut zu werden. Es ist schon eine tolle Sache, wenn man physiotherapeutisch betreut wird. Wir haben aber noch mehr Glück damit, auch Kinesio-Taping zu erfahren. Bestimmt ist dieses Zusammenspiel einer der Gründe für unseren Aufstieg in der letzten Saison. Ich verletzte mich durch einen unglücklichen Zusammenprall an meiner Schulter. Da ich den Physiotherapeuten, der uns sonst betreut, nicht mehr abends nerven wollte, fuhr ich zu meinem Cousin, der ebenfalls vom Fach ist.

Was hat Taping mit dem Aufstieg einer Fußballmannschaft zu tun?

Ich hatte höllische Schmerzen und er vermutete eine Tossy-III-Verletzung in meiner Schulter (Abriss aller Bänder in der Schulter, die das Schlüsselbein im Gelenk halten), dadurch stand mein Schlüsselbein nun hoch. Mein Cousin empfahl mir, zu Dr. K. J. zu fahren, einem Schulterspezialisten, der auch selber operiert. Die Nacht war die Hölle vor Schmerzen. Der nächste Tag auch. Bereits um sieben Uhr morgens stand ich vor der Praxis von Dr. J. und um 14.45 Uhr war ich endlich wieder raus. Die Diagnose war dieselbe wie die, die mein Cousin gestellt hatte. Allerdings waren die Assistenzärzte in der Praxis Dr. J. nicht sehr beratungswillig, was bei so einer Verletzung aber notwendig ist.

Sofort operieren oder warten?

Ich solle, hatte man mir geraten, in das Krankenhaus B. fahren, falls die Schmerzen noch mehr zunehmen sollten. Im Krankenhaus B. werde auch am Wochenende operiert. Wenn das nicht notwendig sein sollte, solle ich Donnerstag wiederkommen und mich dem Operateur vorstellen. Es war an einem Freitag, als mir dieser Rat gegeben wurde …
Man muss wissen, dass bei einer Tossy-III-Verletzung bestimmte Voraussetzungen erfüllt sein müssen, damit

eine OP empfohlen werden kann. Für mich waren diese Voraussetzungen gegeben.

Nach dem Arztbesuch stand ich ziemlich ratlos und verwirrt vor der Praxis, denn die Aussagen der beiden Assistenten waren für eine Spezialistenpraxis sehr vage ausgefallen.

Nun rief ich doch den Physiotherapeuten Malte-Nando Gericke an. Der sagte mir, ich solle ins Therapiezentrum (TZG) kommen. Dort angekommen, wurden mir meine Schmerzen in der Schulter mit nur drei Kinesio-Tapes genommen, sodass ich ab da die Schmerzmittel weglassen konnte.

Nach der Behandlung das Schmerzmittel weggelassen

Inzwischen war mir klar geworden, dass es nicht mehr allein um meine sportlich aktive Zukunft beim SV Eichede ging. Die ist bei so einer Verletzung und in meinem Alter ohnehin fragwürdig. Für mich ging es nun um meine berufliche Zukunft. Als Zimmermann und Überkopfarbeiter bin ich darauf angewiesen, dass meine Schulter gut funktioniert.«

So weit der erste Teil des Berichts von Hajo Hecker.

Hilfe auch nach der Operation

Ein Sehnenabriss in der Schulter muss nicht unbedingt operiert werden. In diesem Fall aber war es zwingend notwendig, da Hajo Hecker anderenfalls nicht in seinem Beruf hätte weiterarbeiten können. Wenn aber eine Operation erforderlich ist, dann sollte sie so schnell wie möglich stattfinden, wenn die Verletzung noch frisch ist. Doch ehe ein Termin für Hajo Hecker gefunden wurde, musste bei mehreren Krankenhäusern angefragt werden. Bis zu einem Jahr Wartezeit wurde in Aussicht gestellt, obgleich der Eingriff spätestens nach zwei Wochen erfolgen sollte. Schließlich erhielt Hajo Hecker durch persönliche Vermittlung sei-

Die Berufsfähigkeit erhalten

nes Physiotherapeuten einen Operationstermin in einer Berliner Klinik. Und während er darauf wartete, schrieb er seinen Eintrag in das Gästebuch des TZG, aus dem wir hier zitieren. Er schloss: »Vielen Dank auch für die seelische Unterstützung. Ich bin guter Dinge, dass die Schulter mit eurer Hilfe und Kinesio wieder funktioniert.«

Nach der Operation klagte Hajo Hecker noch eine Weile über starke Schmerzen, die ihm jedoch durch Medical Taping rasch genommen werden konnten. Nach kurzer Zeit nahm er wieder die Arbeit in seinem alten Beruf als Zimmermann auf – ohne Probleme.

4 Brust und Rücken

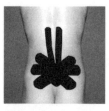

Taping bei einem Bandscheibenvorfall im Lendenwirbelbereich

Bandscheibenvorfall (Diskusprolaps) (Region 4+5)
Problembeschreibung: Häufigste, äußerst schmerzhafte Schädigung der Wirbelsäule. Jede Bewegung – wenn sie denn überhaupt möglich ist – wird zur Qual. Die Bezeichnung Diskusprolaps leitet sich von den lateinischen Worten »Diskus« (auf Deutsch: Scheibe bzw. in der Medizin Bandscheibe) und »Prolaps« (auf Deutsch: Vorfall) ab. Betroffen sind hauptsächlich Menschen im Alter zwischen 30 und 50 Jahren. Von einem Bandscheibenvorfall ist am häufigsten die Lendenwirbelsäule betroffen. Sie ist den größten Belastungen ausgesetzt. Seltener und wenn meist im fortgeschrittenen Lebensalter kommt es im Bereich der Halswirbelsäule zu einem Diskusprolaps.

Ursache: Der Gallertkern der Bandscheibe verliert im Laufe der Zeit an Wassergehalt. Damit reduziert sich seine Elastizität, was die Beweglichkeit beeinträchtigt.

4 Brust und Rücken

Der ihn umgebende Faserring verliert seine Haltefunktion, wird rissig und teilweise für die Gallertmasse durchlässig. Die Folge kann ein Bandscheibenvorfall sein.

Medical Taping: Mit einem Y- und mehreren I-Zügeln wird im unteren Wirbelsäulenbereich für Entlastung gesorgt. Bei diesem Krankheitsbild ist die Muskulatur neben der Wirbelsäule prinzipiell verspannt. Die Unbeweglichkeit der Wirbelsäule trägt dazu bei, dass die Bandscheiben ihre eigentliche Funktion nicht mehr ausüben können. Das Medical-Taping-Concept berücksichtigt die funktionellen Strukturen und sorgt für eine Entlastung der zum Lendenbereich zugehörigen Muskulatur.

Behandlungsdauer/-häufigkeit: einmalig – **kurz** – **mittel** – länger – andauernd

Rückenschmerzen (Region 4+5)

Problembeschreibung: Die mit dem Sammelbegriff »Rückenschmerzen« umschriebenen Probleme gehören zu den Volkskrankheiten unserer Zeit. Rückenschmerzen sind außerordentlich belastend und die Bewegungsfähigkeit ist deutlich eingeschränkt. Häufig strahlen die Schmerzen aus und es tritt ein Taubheitsgefühl ein.

Ursache: Rückenschmerzen können sowohl von einer defekten Wirbelsäule als auch von Muskelverspannungen ausgelöst werden. Als Auslöser gelten einseitige Bewegungsabläufe im Beruf oder aber Bewegungsmangel bei gleichzeitig nicht sehr ausgeprägter Rückenmuskulatur oder statischen Fehlstellungen. Eine Verhärtung der Muskulatur oder auch deren Verkürzung kann die Folge sein.

Die häufigsten Ursachen von Rückenschmerzen sind:

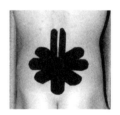

Taping bei Rückenschmerzen: gleiche Anlage wie beim Bandscheibenvorfall

Krankheitsbilder im Einzelnen: Ursachen und Hilfe

Rückenschmerzen haben zahlreiche Ursachen

Verspannungen (43%), Überbelastung (28%), Knochenverschleiß (28%), einseitige Belastung (21%), schweres Heben/Tragen (20%), falsche Körperhaltung (18%), Bandscheibenvorfall (14%), Wirbelsäulenverkrümmung (13%), Bewegungsmangel (13%), ungünstige Sitzhaltung (12%), Übergewicht (12%). Häufig kommen mehrere dieser Faktoren zusammen.

Medical Taping: Im Bereich des Rückens sind sämtliche Tapes einsetzbar. Ziel ist es, die Muskulatur entlang der Wirbelsäule zu entlasten. Wir haben dazu die Möglichkeit, an allen Bereichen der Wirbelkörper einen Stern zu kleben. Immer dort, wo es schmerzt. Durch die Lösung der Muskelverspannung werden die Wirbelkörper nicht mehr so stark zueinander gezogen. Dadurch wird der eingeklemmte Nerv befreit. Bei einer nervalen Reizung sollte das ausreichend sein.

Mit Medikamenten lassen sich zwar die ersten Schmerzen lindern, die Ursachen jedoch bleiben. Medical Taping lindert spürbar die Schmerzen und hebt zugleich die Bewegungseinschränkung früher auf, als das ohne die Hilfe der Tapes zu erreichen wäre. Das bedeutet:

Kombination aus Muskel- und Korrekturtape

Auch andere Maßnahmen der Physiotherapie können früher eingeleitet werden. Eine Kombination aus Muskel- und Korrekturtape mindert die Spannung der Muskulatur und schafft mehr Bewegungsfreiheit.

Sollten die Rückenschmerzen nach zwei Tagen nicht entscheidend nachlassen und/oder in ein Bein ausstrahlen, sollte ein Arzt aufgesucht werden. Das Gleiche gilt, wenn die Rückenschmerzen von Taubheitsgefühl oder Lähmungen begleitet sind.

Die frühere Empfehlung, den Rücken bei auftretenen Problemen möglichst zu schonen, gilt heutzutage nicht mehr. Neueren Erkenntnissen zufolge ist aktive Bewegung angeraten.

4 Brust und Rücken

Behandlungsdauer/-häufigkeit: einmalig – kurz – **mittel** – länger – andauernd

Physiotherapeuten-Rückmeldung:
Ich habe im Zusammenhang mit der Fortbildung Kinesio-Taping in der Lubinus-Klinik eine Patientin mit angeborener Hüftdysplasie und seit 25 Jahren sehr starken Rückenschmerzen sowie einer jüngst versorgten Hüft-TEP (Hüftgelenkprothese) vorgestellt und getapet. Nur einen Tag später hatte diese Patientin keine Rückenschmerzen mehr! Weiterhin ist sie nun auch in der Lage, wieder Treppen zu steigen, weil der Iliopsoas-Muskel aktiv einsetzbar ist. Ein Wunder? Sicher nicht, denn ich persönlich habe längst sehr gute andere Erfahrungen und Erfolge mit Medical Taping sammeln dürfen.
Wolfgang Bruhn, Gesundheitszentrum Büdelsdorf

Angeborene Hüftdysplasie

Schmerzen der Brustwirbelsäule (BWS-Syndrom)
Problembeschreibung: BWS-Syndrom steht als Sammelbegriff für Schmerzen, die von der Brustwirbelsäule ausgehen oder den Brustwirbelsäulenbereich betreffen. Der Schmerz wird als dumpf und drückend empfunden. Die Muskulatur neben der Wirbelsäule ist verhärtet und schmerzt bei Bewegung und Druck. Von der gesamten Wirbelsäule ist die untere BWS der Teil mit dem größten Rotationsradius, sie ist am stärksten verdrehbar. Da Rotation immer Tonusregulierungen in der Muskulatur hervorruft, muss der unteren Brustwirbelsäule höchste Aufmerksamkeit im funktionellen Ablauf des Körpers gewidmet werden.
Ursache: Die recht stabile Brustwirbelsäule ist nur relativ selten von chronischen Schmerzen betroffen. Sie ist aber häufig Auslöser von Schmerzen und Bewegungsstörungen in anderen Körperregionen. Ursachen

Hohe Aufmerksamkeit für die untere Brustwirbelsäule

Krankheitsbilder im Einzelnen: Ursachen und Hilfe

von Schmerzen in der Wirbelsäule selbst können Abnutzung, angeborene Schäden, Wachstumsstörungen, rheumatische Erkrankungen oder Verletzungen sein.

Medical Taping: Im Bereich der unteren Brustwirbelsäule wird ein Stern, bestehend aus vier I-Tapes, geklebt. Hinzu kommt ein Y-Tape, das mit der Basis im Lendenbereich angelegt wird und dann seitlich an der Wirbelsäule entlang nach oben geklebt wird. Drei I-Zügel werden mit der Ligamenttechnik kreisförmig in Höhe des 10. bis 12. Brustwirbelkörpers angelegt.

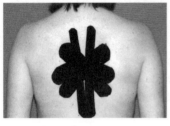

Bei BWS-Syndrom sollte neben dem Taping eine physiotherapeutische Therapie durchgeführt werden.

Die Entlastung im Bereich der Brustwirbelsäule wird unmittelbar nach dem Tapen spürbar und die sofortige Detonisierung der Muskeln zeigt sich in einer deutlich größeren Drehbeweglichkeit.

Darüber hinaus ist bei einem BWS-Syndrom eine physiotherapeutische Behandlung besonders wichtig, da meist nur diese geeignet ist, einen Behandlungserfolg langfristig zu sichern und zu stabilisieren. Dabei soll die Muskulatur neben der Wirbelsäule mobilisiert und gekräftigt werden.

Behandlungsdauer/-häufigkeit: einmalig – **kurz** – **mittel** – länger – andauernd

Fallbericht: Kreuzschmerzen – Endlich wieder sitzen können

»Wahrscheinlich habe ich zu viel geraucht.« Im Alter kann man nachsichtig gegenüber früheren Sünden sein. Gerda Unrath ist 90 Jahre alt und hat keinen Grund, mit sich zu hadern. Auch nicht der Zigaretten wegen. Wer als Prokuristin ein großes Unternehmen führt, der raucht eben unter Umständen mehr als andere. Und ausgemachte Sache ist das sowieso nicht, dass ihre Kreuzschmerzen etwas mit ihrem Zigarettenkonsum zu tun haben. Gerda Unrath vermutet es nur, denn von nichts kommt nichts, und niemand hat ihr einen anderen Grund für ihre Beschwerden nennen können.

Selbstverständlich hat Gerda Unrath nach den Ursachen suchen lassen, als das Kreuz zu schmerzen begann. Als Geschäftsfrau hatte sie gelernt, die Dinge anzupacken. Doch was sie auch mit sich anstellen ließ, es brachte kein Ergebnis. Das Kreuz schmerzte fürchterlich und niemand konnte sagen, warum das so war. Auch die Kalziumspritzen, die sie sich 17 Jahre lang geben ließ, brachten keine Erleichterung. Krankengymnastik? »Hat auch nichts genutzt«, sagt Gerda Unrath.

Kalziumspritzen brachten keinen Erfolg

Die Kreuzschmerzen machten Gerda Unrath ungesellig. Nicht, dass sie nicht mehr gerne mit anderen Menschen zusammen gewesen wäre. Aber es ging einfach nicht. Gerda Unrath konnte nicht mehr sitzen. Sobald sie saß, hatte sie das Gefühl, als breche sie in der Mitte auseinander. Also gewöhnte sie sich an, zu stehen, wenn ihre Freundinnen saßen. Beim Essen, beim Kaffeetrinken, beim Bridge – immer wenn die anderen saßen, stand Gerda Unrath. So richtig gemütlich ist das für niemanden. Also kaufte sie sich ein Keilkissen, damit sie höher sitzen konnte. Das nahm sie immer mit, wenn sie jemanden besuchte. Aber genutzt hat es nichts. Das Kreuz schmerzte. Nur im Stehen waren die Schmerzen zu ertragen.

Nur im Stehen waren die Schmerzen zu ertragen

Es tut sich etwas
Als Gerda Unrath sich eine Wohnung in einer Seniorenresidenz nahm, da ließ sie sich nach kurzer Zeit das Essen auf das Zimmer bringen. Nicht weil sie alleine

Die Behinderung macht einsam

sein wollte, aber während die anderen am Tisch saßen, musste sie stehen. Das gefiel weder Gerda Unrath noch den anderen Anwesenden. So beginnt ein Mensch sich abzukapseln, obwohl er es gar nicht möchte. Gerda Unrath begann sich darauf einzustellen, dass sie bald ziemlich viel allein sein würde, auch wenn sie mit vielen Menschen zusammenlebte.

In einer Ärztezeitschrift fand sie dann eines Tages einen Bericht über Kinesio-Taping. Kurz entschlossen ließ sie sich einen Termin beim Therapeuten geben. »Ich war richtig aufgeregt und habe mich gefragt, ob das wohl etwas bringen könnte«, erinnert sie sich an ihr erstes Taping. »Ich hatte ja schon ein paar Sachen ausprobiert und keinen Erfolg gehabt. Aber wenn es einem so miserabel geht wie mir damals, dann probiert man eben mal was.« Ihre durchaus verständliche Skepsis wich allerdings bald: »Schon auf der Rückfahrt von der ersten Behandlung habe ich gemerkt: Da tut sich etwas.«

Was nach dieser Rückfahrt folgte, ist rasch erzählt, obgleich es eigentlich der längere Teil der Geschichte ist. Gerda Unrath konnte wieder sitzen. Nahezu von einem Tag auf den anderen. Sie ließ das Taping wiederholen und hatte keine Beschwerden mehr. Heute geht sie besser als andere Damen in ihrem Alter und sitzt mit Selbstverständlichkeit auf jedem Stuhl, in jedem Sessel.

Die Tapes werden bei Gerda Unrath wöchentlich geklebt. Als sie einmal aussetzen wollte, traten prompt die bekannten Schmerzen wieder auf. Jetzt muss ihr Arzt für eine Vertretung sorgen, die tapen kann, wenn er in den Urlaub fahren will.

»Ein Geschenk des Himmels«

Gerda Unrath aber strahlt: »Die Tapes sind für mich wie ein Geschenk des Himmels. Endlich kann ich wieder

das machen, was andere auch machen: ganz einfach sitzen. Und nichts tut weh. Mein Keilkissen, das brauche ich nicht mehr.«
Auf dem sitzt jetzt ein Plüschlöwe.

5 Unterer Rücken

Hexenschuss (Lumbago)
Problembeschreibung: Als Hexenschuss bezeichnet man meist akut auftretende Schmerzen im Bereich der Lendenwirbelsäule, meist mit Ausstrahlung in den Ischiasnerv. Ein Hexenschuss kann auch chronisch werden. Der Betroffene hat das Gefühl, in der Mitte des Körpers durchzubrechen.
Ursache: Muskuläre Verspannungen und krampfartiges Zusammenziehen der hinteren Rumpfmuskulatur.
Medical Taping: Zwei Y-Tapes werden eingesetzt. Das erste wird mit der Basis auf den Beckenkamm geklebt, der eine Zügel wird entlang der Querfortsätze der Lendenwirbelsäule halbmondförmig in den Rippenbereich geklebt. Der zweite Zügel wird entlang der quer verlaufenden Bauchmuskulatur nach oben gezogen, sodass sich beide Enden schließen. Das zweite Tape wird in gleicher Form um 90 Grad verdreht darüber gelegt.

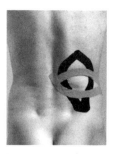
Beim Hexenschuss sollte rasch gehandelt werden.

Die Wirkung tritt ein durch eine muskuläre Entspannung im hinteren Rumpfbereich, ausgelöst durch eine Durchblutungssteigerung. Dadurch vergeht der Krampf sehr schnell. Je rascher gehandelt wird, desto größer die Aussichten, mit MTC erfolgreich zu sein.
Behandlungsdauer/-häufigkeit: einmalig – kurz – **mittel** – länger – andauernd

Krankheitsbilder im Einzelnen: Ursachen und Hilfe

Ischiasschmerzen (Ischialgie)

Problembeschreibung: Der so häufig quälende Ischiasnerv (Nervus ischiadicus) ist der längste und dickste Nervenstrang unseres Körpers. Dieser Hauptnerv der Beine nimmt seinen Ausgang in dem Nervengeflecht im Bereich der unteren Lendenwirbel und des Kreuzbeins und führt über die Oberschenkelrückseite zur Kniekehle, wo er sich teilt. Aufgrund seiner ansehnlichen Länge ist seine Anfälligkeit für Störungen kaum verwunderlich. Gewöhnlich tritt ein (chronischer) Ischiasschmerz einseitig auf, im Gegensatz zu den meist beidseitigen Kreuzschmerzen.

Ursache: Der Ischiasschmerz hat seine Ursache häufig in Störungen der Nervenwurzeln im Rückenmark. Schmerzhafte Auslöser können sein: Vorwölbung oder Vorfall der Bandscheibe, Einengung zwischen den Wirbeln, aber auch Vergiftungen.

Medical Taping: Auf der gesamten Länge des Beines wird ein 2,5 Zentimeter breites I-Tape (in Längsrichtung halbiert) geklebt. Die Basis wird am Innenknöchel aufgebracht. Dann wird das Tape unter dem Fuß zum äußeren Knöchel geführt, von dort über die hintere Wade zur Kniekehle und dann weiter aufwärts über den rückwärtigen Oberschenkel bis zur Gesäßfalte (quer verlaufend), dann weiter über das Gesäß bis zur Lendenwirbelsäule. Abschließend wird als Grundversorgung der Beine ein Stern in den Bereich der Lendenwirbelsäule geklebt. Über die Hilfe des Medical-Taping-Concepts hinaus wird bei einem Ischiasschmerz, der durch Störungen im Bereich der Wirbelsäule verursacht wurde, eine krankengymnastische Therapie nachdrücklich empfohlen. Nur so sind die Erfolge der Behandlung zu sichern. Insbesondere Rücken- und Bauchmuskulatur sollten trainiert werden.

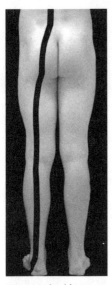

Tape-Verlauf bei Ischialgie

Behandlungsdauer/-häufigkeit: einmalig – kurz – **mittel** – länger – andauernd

Patienten-Rückmeldung:
Mein lieber Ralph, ich glaube, ich lasse mich jetzt seit ca. 25 Jahren von dir behandeln. Deine konventionellen Therapiemethoden zeigten immer irgendwann ihre Wirkung. Was jetzt aber mit dem Kinesio-Taping passiert, ist für mich phänomenal. Nicht nur, dass meine (häufigen) Muskel-, Sehnen- und Kapselverletzungen viel schneller heilen. Was mich und mittlerweile meine ganze Familie noch viel mehr begeistert, ist die Tatsache, dass man in der Regel sofort schmerzfrei und bewegungsfähig ist.
Thomas Nossol

Kreuzschmerzen (LWS-Syndrom)

Problembeschreibung: Der Begriff LWS-Syndrom fasst alle mit Kreuzschmerzen verbundenen Probleme zusammen. Die überwiegende Zahl der Rücken-Patienten leidet an Kreuzschmerzen.
Ursache: Abnutzung innerhalb der Wirbelsäule oder muskuläre Störungen, die von der Lendenwirbelsäule ausgehen oder diesen Bereich betreffen. Gerade die Wirbelsäule ist sehr großen Belastungen ausgesetzt, entsprechend häufig treten über die normale Abnutzung hinausgehende Verschleißerscheinungen auf. Auch ein Bandscheibenvorfall, eine Störung in den gelenkigen Wirbelverbindungen oder Veränderungen der Knochen (Randzacken, Knochenwülste usw.) kommen als Ursache in Frage. Verliert der Gallertkern der Bandscheibe zu viel Feuch-

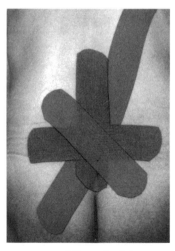

Wenn die Schmerzen weg sind, sollte die Muskulatur gelockert werden.

tigkeit, geht die Haltefunktion des Faserrings verloren und er wird instabil. Mit zunehmender Abnutzung der Bandscheibe nähern sich dann die Wirbelkörper einander und reagieren mit Randzackenbildung und krankhafter Verhärtung der Deckplatten. Vor allem in der kühleren Jahreszeit werden Kreuzschmerzen oft von geschädigten Muskeln ausgelöst. Die Betroffenen sagen dann, sie hätten sich »verkühlt«. Das passiert leicht im Frühjahr oder Herbst, zum Beispiel wenn bei der Gartenarbeit der Rücken nicht ausreichend warm gehalten wird.

Medical Taping: Um eine rasche Schmerzlinderung bzw. -befreiung zu erlangen, werden sowohl I- als auch Y-Zügel eingesetzt. Die Basis des Y-Zügels liegt auf dem Kreuzbein, die beiden dazugehörigen Streifen werden seitlich an der Wirbelsäule entlang in Richtung Kopf geklebt. Die I-Zügel werden kreisförmig mit der Ligamenttechnik in Höhe der LWS angelegt. Die Entlastung ist sofort spürbar und die bessere Durchblutung wird als sehr angenehm beschrieben.

Vorteilhaft sind darüber hinaus Übungen zur Lockerung der Muskulatur, wenn der Schmerz weg ist.

Behandlungsdauer/-häufigkeit: einmalig – **kurz** – **mittel** – länger – andauernd

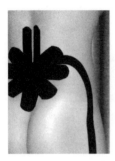

Ein Y-Zügel und ein Stern aus I-Tapes bringen Erleichterung bei der Lumboischialgie.

Lendenschmerzen (Lumboischialgie)

Problembeschreibung: Der medizinische Begriff »Lumboischialgie« setzt sich zusammen aus den Wortteilen »lumbal« (die Lende betreffend) und »Ischialgie« (Schmerzen im Ischiasnerv). Damit ist die Krankheit im Bereich der unteren Lendenwirbelsäule lokalisiert. Der Schmerzbereich kann sich über das gesamte Versorgungsgebiet des Ischiasnervs, das heißt vom Gesäß über den hinteren Ober- und den gesamten Unterschenkel bis in die Zehen, erstrecken. Auch Lähmungserscheinungen sind möglich. Ein Fünftel der Frühverrentungen in Deutschland geht allein auf das Konto des Lendenwirbel-(LWS-) Syndroms. Die Kosten für Therapie, Arbeitsausfälle und Produktivitätsverlust belaufen sich hierzulande auf jährlich etwa 25 Milliarden Euro.

Ursache: Vorwölbung der Bandscheibe, Bandscheibenvorfall, Einengungen, Entzündungen oder Störungen im Bereich der Ischias-Nervenwurzeln.

Medical Taping: Eingesetzt werden I- und Y-Zügel. Das Y-Tape wird mit seiner Basis auf das Kreuzbein geklebt und die beiden schmalen Enden entlang der Wirbelsäule nach oben angebracht. Das I-Tape wird als Ligamenttechnik kreisförmig oberhalb der Basis des Y-Zügels geklebt (Stern).

Ziel der Behandlung sind Schmerzlinderung, Entlastung der Muskulatur und die Wiederherstellung der Beweglichkeit der Lendenwirbelsäule.

Behandlungsdauer/-häufigkeit: einmalig – kurz – **mittel** – länger – andauernd

Ein Fünftel der Frühverrentungen durch das Lendenwirbel-Syndrom

Fallbericht: Sehnenabriss in der Wade – Eine Läuferin kehrt zurück

Ein Leben ohne Sport? Für Anke Lakies (37) nicht vorstellbar. Ihre schönsten und größten Erfolge verdankt sie dem Sport. Leichtathletik, das war ihre Leidenschaft, so etwas wie der Lebensmittelpunkt. Zweimal lief sie in Schleswig-Holstein einen Landesrekord über 1000 Meter, einmal Landesrekord über 800 Meter, mehrfach wurde sie Landesmeisterin. Sie brillierte bei den Deutschen Meisterschaften über 800 und 1500 Meter, reiste mit der deutschen Nationalmannschaft nach Korea. Sport, das war für Anke Lakies gleichzusetzen mit Erfolg. War?

Ein Leben ohne Sport? Unvorstellbar!

Gewiss, die Erfolge in der Leichtathletik, das waren die Erfolge der frühen Jahre. Vor etwas mehr als zehn Jahren musste Anke Lakies ihre Laufschuhe vorübergehend an den Nagel hängen. Eine Entzündung unter dem rechten Fuß zwang sie zu einer längeren Pause. Dann wurde sie Mutter von Zwillingen, die Pause verlängerte sich, und der Sport trat in den Hintergrund. Vorübergehend. Für Anke Lakies hatte immer festgestanden: Sobald es ihre Zeit zulasse, würde sie wieder sportlich aktiv sein. Nicht im Trimm-Trab, sondern mit dem ihr eigenen Ehrgeiz.

Sport mit Ehrgeiz

Eine neue Herausforderung
Vor sechs Jahren war es dann so weit, Anke Lakies packte ihre neue Disziplin an: Triathlon. Drunter machte sie es nicht. Dreimal in der Woche Training, so begann sie, jeweils eine Trainingseinheit pro Disziplin. Später steigerte sich das dann auf zehn bis zwölf Stunden Training in der Woche. Im Winter war Ausdauertraining angesagt, denn »gute Triathleten werden im Winter gemacht«. Zehn Wettkämpfe absolvierte sie pro Jahr. Mit sichtbarem Erfolg. Bei der Europameisterschaft 2003, der ersten, an der sie sich beteiligte, belegte sie auf Anhieb den zweiten Platz, bei den Deutschen Meisterschaften holte sie sich einen zweiten und einen dritten Platz. Anke Lakies war immer vorn. Die nächste Saison war gut vorbereitet, ihre Teilnahme an der kommenden Weltmeisterschaft eine abgemachte Sache. Alles lief wie gewünscht.

Immer einer der vorderen Plätze

Ein bisschen Pause ...
Ende der Saison begann die linke Achillessehne leicht zu schmerzen. Die Sportlerin therapierte sich erst einmal selbst. Das Training ging weiter. Vorsichtshalber

suchte Anke Lakies einen Arzt auf. Der diagnostizierte Ablagerungen an der Achillessehne als Folge von Verschleiß.

Nach einem Volkslauf zu Beginn des folgenden Jahres verlagerte sich der Schmerz unter die Ferse. Als es Frühjahr wurde und die großen Wettkämpfe näher rückten, da kam die Angst. Der Fuß schmerzte weiterhin unter der Ferse und die Triathletin fürchtete, in jenem Jahr nicht an den großen Wettkämpfen teilnehmen zu können. Unvorstellbar. Der März war angefüllt mit Besuchen bei verschiedenen Ärzten, mit kleinen Behandlungen und der jeweiligen Versicherung: »Das ist nicht so schlimm. Das haben wir bald. Ein bisschen Pause vom Laufen und dann geht es wieder.«

Die Angst der Triathletin

Das setzte sich im April fort. Die aufgesuchten Ärzte wurden zunehmend spezialisierter und die Antworten zunehmend komplizierter. Darin waren sich alle einig: Der Fuß benötigte Ruhe. Doch obgleich Anke Lakies die aufgezwungene Pause diszipliniert einhielt, war keine Besserung zu verspüren. Tabletten, Spritzen, Salben, Spezialschuhe, nichts half, die Schmerzen blieben.

Im Mai dann kam neue Hoffnung auf. An Wettkämpfe war nun schon lange nicht mehr zu denken. Noch nicht einmal an einen ambitionierten sportlichen Lauf. In kleinen Etappen wollte sie wieder beginnen – mit 10 Minuten, mit 20 Minuten, mit 30 Minuten. Über 20 Minuten kam Anke Lakies nicht hinaus, dann schmerzte der Fuß wieder.

Fort vom Sport?
Blockade unter dem Fuß; die Sehne sitzt fest; die Sehne ist zu einem früheren Zeitpunkt einmal gerissen, ohne dass es bemerkt worden wäre; orthopädische Einlagen

Blockade unter dem Fuß

sind notwendig; eine Kernspintomografie müsste gemacht werden – die Befunde differierten, die Untersuchungsmethoden ebenfalls. In der einen Klinik wurde dringend zu einer Operation geraten, in der anderen hieß es, mit Einlagen sei das Problem in den Griff zu bekommen. Die Patientin aber wusste: Sie kann nicht gehen, sie hat das Gefühl, als knicke der Fuß nach innen weg. Anke Lakies, die Läuferin, konnte nicht mehr laufen. Zu diesem Zeitpunkt bestand bereits erster Kontakt zum Medical-Taping-Concept. Sie hatte Vertrauen in die Methode und das Vertrauen wurde belohnt: Nach dem ersten Tape am Fuß konnte sie wieder gehen, der Schmerz war fort. »Ich hätte damals alles probiert, aber dass diese Schmerzfreiheit so unmittelbar eintreten würde, das hätte ich nicht geglaubt.« Jedoch: Die Tapes konnten die Schmerzen lindern, aber die Ursachen nicht grundlegend beseitigen. Mit den Tapes wurden gewöhnliche Wege wieder möglich, aber auch sie vermochten nichts gegen die Schmerzen, die sich nach längeren Wegen einstellten.

Die Ärzte raten zur Operation

Schließlich entschloss sich Anke Lakies, den Fuß operieren zu lassen. Heute sagt sie: »Es war eine Entscheidung für den Sport. Die Ärzte haben versucht, mir den Sport auszureden. Ohne Operation hätte ich vielleicht wieder gehen können, aber nicht laufen. Ich aber wollte laufen, unbedingt.«

Eine Entscheidung für den Sport

Nach der Operation sagte Anke Lakies: »Wahrscheinlich bin ich zu blauäugig darangegangen.« Seit dem Eingriff fehlt dem Fuß die Hebelwirkung. Die gerissene lange Sehne war bei der Operation mit der kurzen Sehne verbunden worden. Als Folge fällt es Anke Lakies schwer, sich auf die Zehenspitzen zu stellen; wenn der Fuß nicht getapet ist, kann sie ihn nicht funktionell abrollen.

Fallbericht

Nun läuft sie wieder
Eine Behandlung nach dem Medical-Taping-Concept war bereits vor der Operation vereinbart worden. Die vorausgegangenen positiven Erfahrungen hatten Anke Lakies davon überzeugt, dass eine Nachbehandlung für den Gewebeaufbau an der Narbe von Vorteil sein werde. Dass sie aber mit den Tapes wieder würde laufen können, das glaubte sie nicht.
Als erfolgreiche Sportlerin ist Anke Lakies schneller als andere gelaufen, persönlich hat sie schneller gelebt als andere: immer mit einem Ziel, immer von Wettkampf zu Wettkampf, immer vorangetrieben von dem Ehrgeiz, besser zu sein. Nur wer ungeduldig ist, kann so leben. Jetzt muss sie, wie sie sagt, »auf die Bremse treten«, akzeptieren, dass der Fortschritt manchmal auch eine Sache der Geduld ist. Doch diese Geduld zahlt sich aus. Von Fortschritt zu Fortschritt zwar in kleiner Münze, aber auch kleine Erfolge summieren sich zu einem großen.

Für eine Weile »auf die Bremse treten«

Als Anke Lakies mit der Nachversorgung durch Medical Taping begann, da fiel es ihr schwer, auch nur einmal um den Häuserblock zu gehen. Durch Taping wurde es möglich, auf das Laufband zu steigen, sie begann zu traben, dann zu laufen – 5 Minuten, 20 Minuten, 40 Minuten. Und während sie auf der sicheren Ebene des Laufbandes ihre Zeiten steigerte, dachte sie daran, wie schön es sein würde, bald wieder im Freien zu laufen. Vielleicht, ganz vielleicht wieder bei einem Wettkampf. »Wie es auch kommt«, sagt Anke Lakies, »was jetzt kommt, ist positiv.«
Übrigens: Nach drei Monaten bestritt Anke Lakies wieder ihren ersten Wettkampf.

6 Die Hüftgelenk-Region

Beckenschmerzen (Iliosakralblockade)
Problembeschreibung: Das Iliosakralgelenk verbindet durch starke Bänder das Kreuzbein und den Beckenknochen. Eine Blockade des Iliosakralgelenks führt häufig zu Rückenschmerzen, vor allem beim Beugen des Rumpfes, die bis ins Gesäß und den Oberschenkel, sogar bis zur Wade und Ferse ausstrahlen können.
Ursache: Meist liegen funktionelle Störungen vor, oft hervorgerufen durch Fehlhaltungen, Beinverkürzungen oder auch Abnutzung.
Medical Taping: Um das Iliosakralgelenk (ISG) positiv zu beeinflussen, haben wir zwei Möglichkeiten:
1. *Mechanische Tapeanlage:* Dafür wird ein I-Tape mit der Basis auf dem Kreuzbein platziert, um es dann mit 100 Prozent Zug bis vorne an das Becken zu ziehen. Bei diesem Vorgang »öffnen« wir das ISG und die Gelenkflächen stehen wieder natürlich (physiologisch) zueinander. Der Schmerz ist weg und die Beweglichkeit des Patienten ist wiederhergestellt.
2. *Faszientechnik:* Ein Y-Zügel wird mit der Basis auf das Darmbein gelegt und die Zügel werden mit etwa 30 bis 60 Prozent Zug über das ISG gezogen. Eine Ligamenttechnik wird 90 Grad über die Faszientechnik geklebt. Dieser Reiz reicht oftmals aus, um das ISG zu öffnen.
Bei beiden Tapeanlagen wird das ISG entlastet (der Druck wird genommen), sodass es zu einer sofortigen Schmerzreduzierung kommt.

Behandlungsdauer/-häufigkeit: einmalig – **kurz** – mittel – länger – andauernd

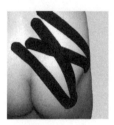

Kombination aus I- und Y-Tape zur Entlastung des Iliosakralgelenks

6 Die Hüftgelenk-Region

Blasenschwäche (Harninkontinenz)
Problembeschreibung: Unkontrollierter Abgang von Urin. Gelegentlich genügt schon ein Lachen, Niesen oder Husten als Auslöser. Häufiges, zum Teil auch schmerzhaftes Wasserlassen. Über Harninkontinenz spricht man nicht, obwohl sie sehr häufig ist; in Deutschland sind zwischen fünf und acht Millionen Menschen betroffen. Das Erkrankungsrisiko steigt mit den Lebensjahren. Ältere Frauen sind doppelt so häufig betroffen wie ältere Männer. Oft gehen Freundschaften und Kontakte verloren, weil die Betroffenen sich ihrer Schwäche schämen.
Ursache: Zu Harninkontinenz kommt es aus unterschiedlichen Gründen – in jedem Lebensalter. Besonders häufig ist die stressbedingte Belastungsinkontinenz. An zweiter Stelle steht die Dranginkontinez. Meist ist eine Schwäche des Blasenschließmuskels Ursache des Leidens. In den Wechseljahren kann ein Mangel an weiblichen Geschlechtshormonen bewirken, dass das Gewebe der Harnröhre und des Beckenbodens an Spannkraft verliert. Geburten können die Beckenbodenmuskulatur so stark schwächen, dass es zu Veränderungen im Becken kommt. Die Dranginkontinenz ist verbunden mit sehr starkem Harndrang und anschließendem unwillkürlichen Harnabgang. Eine Infektion des Harnleiters, Blasensteine oder ein Blasentumor können Auslöser einer Überaktivität oder -reaktivität der Harnblase sein.
Medical Taping: Im unteren Rückenbereich wird ein Stern aus mehreren sich kreuzenden I-Tapes geklebt. Auf dem Rücken spiegelt sich der gesamte Körper noch einmal wider. Die Blasenzone liegt im mittleren Drittel des Kreuzbeins, rechts neben dem ersten Sakralwirbel. In diesem Nervenzentrum werden die »übertriebenen«

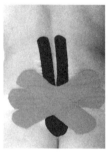

Zur Behandlung der Belastungsinkontinenz eignen sich außerdem physiotherapeutische Methoden.

Reizimpulse umschalten

Reizimpulse umgeschaltet und an das Gehirn weitergeleitet, von wo aus der Impuls »zur Toilette gehen« initiiert wird. Interessanterweise lokalisiert und behandelt die chinesische Akupunktur in diesem Punkt am Rücken den Blasenmeridian.

Oft findet der Betroffene sofort die Linderung, die jahrelang vergeblich gesucht wurde.

Entscheidend bleibt vor jeder Behandlung die exakte Diagnose. Zur Therapie der Belastungsinkontinenz werden bei beiden Geschlechtern vorwiegend physiotherapeutische Maßnahmen (Beckenbodentraining/ Elektrostimulation/Biofeedback) angewendet.

Die Dranginkontinenz ist und bleibt Domäne der Pharmakotherapie. Leider überwiegen bei der medikamentösen Therapie die (vegetativen) Nebenwirkungen die Hauptwirkung, sodass dem größten Teil der Betroffenen keine wirksame Hilfe angeboten werden kann. Hier hat sich Medical Taping als ausgesprochen hilfreich bewährt.

Behandlungsdauer/-häufigkeit: **einmalig – kurz** – mittel – länger – andauernd

Gesäßschmerz (Piriformis-Syndrom)

Problembeschreibung: Nervenschmerzen durch die Verspannung des Musculus piriformis (birnenförmiger Muskel) im Bereich des Gesäß, die bis in das Kreuzbein und das Hüftgelenk ausstrahlen können. Erhebliche Probleme beim Treppensteigen.

Ursache: Verletzungen im Bereich des Gesäßes, beispielsweise nach einem Sturz, aber auch nach einer falsch gesetzten Injektion.

Das Phänomen des Piriformis-Muskels liegt darin, dass dieser Muskel der stärkste Außenrotator des

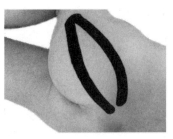

Ein Y-Zügel entlastet den Gesäßmuskel.

Hüftgelenkes ist. Der Muskel macht gerne »zu«, wenn andere Muskeln – zum Beispiel seine Gegenspieler, die Innenrotatoren (Einwärtsdreher) – zu stark dominieren. Dieser Muskel klemmt bei seiner Verspannung den Ischiasnerv ein und so kommt es zu ausstrahlenden Schmerzen in das Bein.

Medical Taping: Es wird mit einem Y-Zügel im Muskelverlauf eine entlastende Wirkung erzielt. Die Innenrotation ist wieder möglich und der Muskel ist sofort weniger druckempfindlich.

Behandlungsdauer/-häufigkeit: einmalig – **kurz – mittel** – länger – andauernd

Hüftgelenkschmerzen (Coxalgie)

Problembeschreibung: Das Hüftgelenk leistet Schwerstarbeit, in ihm bewegen sich Rumpf/Becken und Oberschenkel gegeneinander. Beugen, Strecken, Kreisen – alles geht über das Hüftgelenk. Um dies leisten zu können, ist die Gelenkkapsel durch kräftige Bänder verstärkt. Unter einer Coxalgie versteht man Schmerzen des Hüftgelenks, die bis zum Knie ausstrahlen können. Die Beschwerden sind mit erheblichen Einschränkungen der Bewegung und einer Veränderung des Gangbildes verbunden. Meist tritt die Krankheit erst in fortgeschrittenem Alter auf.

Ursache: Häufigste Ursache für eine Coxalgie ist eine Hüftgelenkarthrose, die Abnutzung des Gelenks. Infolge einer Überbeanspruchung des Gelenkknorpels verändert sich das Gelenk und schmerzt zunehmend. Als Auslöser kommt eine Schädigung durch einen Unfall ebenso in Frage wie eine Gelenkentzündung. Durch die permanente Fehlbelastung kommt es zu einer Fehlstellung der Beine (X- oder O-Beine).

Medical Taping: Die verspannte Muskulatur wird mit

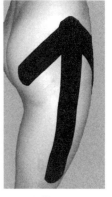

Die pfeilförmige Tape-Anlage wirkt sich positiv auf Hüftschmerzen aus.

drei I-Tapes entlastet. Der erste Zügel wird vom Becken abwärts in den seitlichen Oberschenkel geklebt. Die beiden anderen werden im 45-Grad-Winkel, ausgehend von derselben Basis, abwärts geklebt. So entsteht ein Pfeil. Die Patienten sagen, das sei ein Pfeil nach oben: Es geht aufwärts! Die Durchblutung der Muskulatur führt zu einer Entlastung und zu einer Schmerzreduzierung und dadurch zu einer besseren Beweglichkeit.
Behandlungsdauer/-häufigkeit: einmalig – kurz – **mittel** – länger – andauernd

Regelschmerzen (Menstruationsbeschwerden)
Problembeschreibung: Zeitweise oder regelmäßige Menstruationsbeschwerden sind nahezu jeder Frau bekannt. Vor allem junge Frauen sind betroffen. Bis zu neun Prozent aller Frauen leiden unter so starken Regelschmerzen, dass sie zeitweise nicht arbeiten können.

Ursache: Gerade junge Frauen beunruhigt das Thema Regelschmerz. Bei ihnen tritt häufig kurz nach dem Einsetzen der ersten Regelblutung der so genannte primäre Regelschmerz, auch primäre Dysmenorrhoe genannt, auf. Ausgelöst wird er durch körpereigene Schmerzbotenstoffe, so genannte Prostaglandine. Diese bewirken ein Zusammenziehen der Gebärmuttermuskulatur beim Abstoßen der Gebärmutterschleimhaut. Dadurch kommt es zu einer Schmerz auslösenden Minderdurchblutung der Gebärmutter.

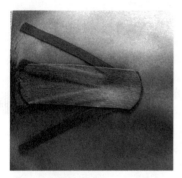

Bauch-Anlage bei Regelschmerz

Medical Taping: Ein Fächertape wird mit der Basis auf Höhe des Bauchnabels geklebt. Die einzelnen schmalen Zügel werden symmetrisch ungefähr im 45-Grad-Winkel in der gesamten Breite zum oberen Ansatz der

6 Die Hüftgelenk-Region

Schambehaarung angelegt. Ein I-Zügel wird mit der Basis entgegengesetzt in Richtung Bauchnabel geklebt. Die stärkere Durchblutung regt die inneren Organe an, dadurch tritt eine Linderung der Schmerzen ein. Gleichzeitig wird im unteren Rückenbereich ein Stern aus mehreren sich kreuzenden I-Tapes geklebt. Auf dem Rücken spiegelt sich der gesamte Körper noch einmal wider. Die Menstruationszone liegt im oberen Drittel des Kreuzbeins.

Auf dem Rücken spiegelt sich der ganze Körper wider

Behandlungsdauer/-häufigkeit: **einmalig – kurz –** mittel – länger – andauernd

Patienten-Rückmeldung:
Ich besuchte ein Einführungsseminar über Kinesio-Taping für Arzthelferinnen in Bad Segeberg. Als bei den Anwendungsmöglichkeiten auch Menstruationsbeschwerden genannt wurden, wurde ich hellhörig. Litt ich doch schon lange an den »Tagen« an schwersten Krämpfen bis zum Kreislaufkollaps. Selbst starke Schmerzmittel halfen nur sehr begrenzt. Also bekam ich mein erstes Kinesio-Tape. Etwas skeptisch von meinem Mann beäugt und als »Hokuspokus« betitelt, wartete ich auf die nächste Regel. Sie kam zwei Tage früher als erwartet, mit nur ganz leichten Beschwerden. Keine Krämpfe, kein Kollaps und keine Schmerzmittel! Ich bedanke mich tausendmal für die Hilfe, die ich bei Wiederauftreten gerne wieder in Anspruch nehmen werde ... Das vorausgesagte halbe Jahr ist rum und prompt stellen sich die alten Beschwerden wieder ein. Jetzt sogar zweimal im Monat. Also bin ich flugs zu Gabi und habe mir ein neues Tape abgeholt. Ich hoffe, dass es wieder so gut hilft und mindestens ebenso lange anhält.
E. B.

Dank für die Hilfe bei Regelschmerzen

Steißbeinschmerzen

Problembeschreibung: Drei bis fünf verkümmerte Wirbel am Ende der Wirbelsäule bilden das Steißbein. Entwicklungsgeschichtlich ist es der Rest, der uns von unseren animalischen Vorfahren blieb: der Ansatz zum Schwanz. Steißbeinschmerzen treten vor allem beim Sitzen auf. Frauen leiden unter der Erkrankung häufiger als Männer. Die Probleme können über Jahre hinweg bestehen und werden leicht chronisch.

Ursache: Verletzung, häufig als Prellung beim Sturz auf das Gesäß. Auch nach einer schweren Entbindung können die Probleme auftreten, ebenso gelegentlich bei einer chronischen Stuhlverstopfung, wenn es zu einer Entzündung der Knochenhaut des Steißbeins kommt.

Medical Taping: Weil das Steißbein so schwer zu erreichen ist, werden keine elastischen Tapes benutzt, sondern Cross-Links. Das Cross-Link wird im oberen Bereich der Analfalte platziert, um in diesem Gebiet für eine bessere Durchblutung zu sorgen.

Behandlungsdauer/-häufigkeit: einmalig – **kurz** – mittel – länger – andauernd

Ein Überbleibsel unserer animalischen Vorfahren

Fallbericht: Supinationstrauma – Keine Krücken mehr dank Taping

Nicht, dass Bendix wehleidig wäre. Er ist auch nicht häufiger krank als andere Jungen in seinem Alter. Bendix Voss ist 16 Jahre alt und hat bereits zweifache MTC-Erfahrung. Mit Problemen, die jedem mal passieren können. Einmal wurde er behandelt, nachdem er mit dem Fuß beim Sport umgeknickt war (Supinationstrauma), das andere Mal während einer Kieferhöhlenentzündung. Beide Behandlungen waren erfolgreich. Aber die Sache mit den Krücken, die hat ihm zu schaffen gemacht.

Frühe Erfahrungen mit dem Tape

Fallbericht

Genau genommen war ihm das sogar richtig peinlich. Wie es dazu kam und was es mit den Krücken auf sich hatte, das schildert er selbst so:
»Beim letzten Basketballtraining vor den Ferien bin ich mit dem rechten Fuß ziemlich gemein umgeknickt. Schon nach kurzer Zeit war er an der Außenseite stark geschwollen. Gleich nach Ende des Trainings hat mich meine Mutter ins Krankenhaus gefahren, wo ich erst mal eine Stunde warten musste und dann schließlich ein paar Röntgenaufnahmen von dem Fuß gemacht wurden. Es war zum Glück nichts gebrochen, also habe ich einen Verband bekommen, der leider falsch gewickelt war. Krücken hat mir in dem Krankenhaus auch niemand gegeben, die musste ich mir selbst irgendwo besorgen.«

Beim Sport umgeknickt

Auf Krücken gestützt, ging Bendix am nächsten Tag in die Schule. Und weil er so hilflos aussah, hielten seine Mitschüler ihm die Tür auf, stellten ihm den Stuhl hin und zeigten sich auch sonst hilfsbereit, wo es ging. Bendix hatte ihr volles Mitleid. Am Abend war der Fuß weiterhin geschwollen und schmerzte. Bendix' Mutter schickte ihren Sohn zum Medical Taping, das ihr bereits bei ihrer Migräne geholfen hatte. »Ich habe geglaubt, dass mir die Tapes helfen werden«, sagt Bendix, »ich wusste ja, wie die bei meiner Mutter wirken. Aber was dann passierte, das hatte ich nicht erwartet.«

Auf Krücken war Bendix in die Praxis gekommen. Kaum war das Tape angelegt und der Gelenkspalt somit wieder geöffnet, verschwanden die Schmerzen. Bendix konnte die Krücken über die Schultern legen und ohne Stütze den Heimweg antreten. Das fand er umso toller, als ihm der Therapeut gesagt hatte, ohne Medical Taping plage man sich gewöhnlich volle vier Wochen mit einem Supinationstrauma.

Mit Krücke zum Tapen, ohne Krücke zurück

Krankheitsbilder im Einzelnen: Ursachen und Hilfe

Allerdings war der nun wieder muntere Bendix keine Ausnahme. Er entsprach damit durchaus der Norm. Medical Taping hat bei Supinationstrauma in der Regel diesen Erfolg. Unmittelbar nach dem Tapen können die Behandelten wieder laufen.

Das Problem lag für Bendix nun allerdings woanders. Denn selbstverständlich benötigte er auch am nächsten Tag auf dem Weg in die Schule keine Krücken, die Schwellung war nahezu vollkommen zurückgegangen. »Der einzige Nachteil war, dass mir die Leute in der Schule nicht mehr geglaubt haben, dass ich wirklich verletzt war.«

Warum Bendix ein Problem hatte

Bendix hat ziemlich viel erklären müssen.

Ein Cross-Link hilft sofort

Ob seine Mitschüler die Erklärung so nahmen, wie sie den Tatsachen entsprach, ist nicht eindeutig geklärt. Mit 16 Jahren verfügt man über eine besonders ausgeprägte Skepsis, die sich erst später wieder auf ein erträgliches Maß reduziert.

Bendix hingegen vertraute sich nach dieser Erfahrung ein weiteres Mal dem Medical Taping an, und zwar voller Optimismus. Die Kieferhöhlen sind sein empfindlicher Punkt. Seit einigen Jahren wegen der Nebenhöhlen immer wieder in ärztlicher Behandlung, hatte er homöopathische Mittel und Antibiotika erhalten. Die Mittel hatten zwar Linderung gebracht, aber grundlegend geändert hatten sie nichts.

Die Kieferhöhle als schwacher Punkt

Und dann war es wieder einmal so weit: »Also, nachdem ich eine Woche lang ziemlich erkältet gewesen war, sogar einen Tag nicht zur Schule war, dachte ich am Wochenende, dass es mir eigentlich schon wieder besser geht, und bin mit dem Fahrrad um sieben Uhr morgens nach Bargteheide und wieder zurück gefahren, insgesamt 20 Kilometer. Das hätte ich lieber lassen sollen, denn schon am Abend habe ich Kopfschmerzen und Fieber bekommen. Am nächsten Tag war meine Nase total dicht und abends hatte ich in der rechten Gesichtshälfte solch starke Schmerzen, dass ich nicht einschlafen konnte. Ich hatte eine Kieferhöhlenentzündung.«

In diesem Fall wurden bei Bendix Cross-Links gesetzt. Die betrachtete er sehr skeptisch: »Mir war nicht klar, wie so ein kleines Ding helfen soll. Nun hatte ich schon so vieles ohne Erfolg probiert, und jetzt sollte es so ein kleines Pflaster bringen? Das konnte ich nicht glauben.« Aber der auf die Kieferhöhle gesetzte Cross-Link wirkte – mit verblüffendem Erfolg: »Ungefähr eine halbe Stunde, nachdem die Cross-Links geklebt worden waren, fing die Nase an zu laufen. Ich war für die Nacht schmerzfrei.«

Ein Cross-Link gegen die Entzündung

Am nächsten Morgen hatte sich der Schleim gelöst, der Druck war vom Kopf gewichen. Bendix ging wieder zur Schule. Die Mittel, mit denen er sonst versucht hatte, seine Kieferhöhle zu kurieren, schloss er weg. Er benötigte sie nicht mehr.

7 Beine und Füße

Ballenfuß (Hallux valgus)

Problembeschreibung: Der Ballenfuß – auch Frostballen oder Ballenzeh genannt – ist die häufigste Zehenfehlstellung. Kennzeichnend sind eine Abweichung der Großzehe im Grundgelenk nach außen und eine Drehung der Zehe nach innen (Innenrotation). Als Großzehenballen oder Hallux valgus wird die Wölbung der Großzehe zum äußeren Fußrand/zur Kleinzehe hin bezeichnet. Häufig kommt es zu einer schmerzhaften

Frostballen/ Ballenzeh

Krankheitsbilder im Einzelnen: Ursachen und Hilfe

Arthrose im Zehengrundgelenk. Auf neun betroffene Frauen kommt nur ein betroffener Mann.

Ursache: Der Ballenfuß tritt fast immer in Verbindung mit Spreizsenkfüßen auf. Vielfach liegt eine ererbte Schwäche des Bindegewebes vor. Im Laufe des Lebens nimmt die Fehlstellung des Spreizfußes zu, folglich auch der Hallux valgus. Auslöser ist häufig eine Veranlagung zum Spreizfuß, oft aber auch zu enge Schuhe oder hohe Absätze. Knochenanlagerungen und eine Entzündung des Schleimbeutels können die Folge sein. Kulturen, in denen keine oder ausschließlich offene Schuhe getragen werden, kennen diese Fehlstellung der Zehen nicht.

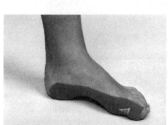

Beim Ballenfuß-Taping gilt: Doppelt hält besser.

Medical Taping: Zwei I-Tapes werden in der Länge der zu behandelnden Großzehe aufgeschnitten. Nacheinander werden die so entstandenen Enden als Befestigungsanker um die Großzehe geklebt. Der verbleibende I-Zügel wird dann mit viel Zug Richtung Fersenbein abgelegt. Dadurch entsteht eine Druckentlastung im Grundgelenk der Großzehe.

Diese Anlage wird ausnahmsweise doppelt ausgeführt, das heißt: Ein Tape vom gleichen Zuschnitt wird über die erste Anlage geklebt. Doppelt hält besser! Die Entlastung des Grundgelenks wird mit dem zweiten Tape sichergestellt.

Noch ein Wort zum Schuhwerk: Die Patienten sollten vor allem bei größeren Gehstrecken oder beim Sport, jedoch auch bei langem Stehen oder Gehen, Schuhe mit genügend Zehenspielraum und flachen Absätzen tragen. Hochhackige, spitze und im Vorfußbereich enge Schuhe sind schädlich.

Behandlungsdauer/-häufigkeit: **einmalig – kurz – mittel – länger – andauernd**

7 Beine und Füße

(Da es sich bei dieser Anlage ausschließlich um eine Schmerztherapie handelt, aber nicht um eine Korrektur des Grundgelenkes, muss die Behandlungsdauer von Fall zu Fall festgelegt werden.)

Fersensporn (Calcaneus-Exostose)

Problembeschreibung: Der Fersensporn ist ein dornartiger Knochenauswuchs an der Ferse. Drei Arten von Fersensporn werden unterschieden: oberer, unterer und hinterer. Viele Menschen haben einen Fersensporn, ohne es zu bemerken. Erst wenn er sich entzündet, wird er bewusst wahrgenommen als stechender Schmerz beim Gehen. Von außen ist der Fersensporn nicht zu erkennen, erst auf dem Röntgenbild wird er sichtbar.

Ursache: Ständige oder starke Überlastung einer Sehne kann zu einer Entzündung führen. Zu langes Stehen auf hartem Boden, starkes Übergewicht oder einer Fehlstellung des Fußes können die Auslöser sein. Auch schlechtes Schuhwerk (zu spitz oder zu hochhackig) kann die Sehne schädigen. Der Körper versucht dann durch Kalkablagerung den Schaden zu beheben – es bildet sich der Fersensporn.

Medical Taping: Beim Fersensporn wird immer die Wadenmuskulatur mitbehandelt, damit der Zug auf das Fersenbein von oben verringert wird. Zusätzlich wird mit Ligamenttechniken die gesamte Ferse und die Unterseite des Fußes abgeklebt. Die starken Reize, die durch diese Technik gesetzt werden, bewirken eine enorme Durchblutung und führen zu einer Entlastung der verklebten Fußsohlenmuskulatur und zum Rückgang der Entzündung.

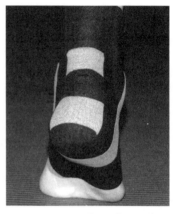

Beim Fersensporn muss die Wadenmuskulatur mitbehandelt werden.

Behandlungsdauer/-häufigkeit: einmalig – **kurz** – **mittel** – länger – andauernd

Kniegelenkschmerzen (Gonarthrose)

Problembeschreibung: Die Arthrose des Kniegelenks ist Folge einer Störung des Muttergewebes des Gelenkknorpels. Bei Schädigung der glasig-durchsichtigen Grundsubstanz kommt es zu einer Deformierung der Gelenke. Durch die eingeschränkte Belastbarkeit des Gelenkknorpels verändern sich die Gelenke, sie werden in ihrer Funktion eingeschränkt und schmerzen dauerhaft.

Ursache: Auch diese Arthrose ist in erster Linie eine Folge von Abnutzung, hauptsächlich des Gelenkknorpels. Meist tritt sie erst mit zunehmendem Lebensalter auf. Überbelastung oder eine vorausgehende Schädigung durch einen Unfall können die Entwicklung der Krankheit begünstigen.

Medical Taping: Durch Anliften der Kniescheibe wird der darunter liegende Knorpel entlastet. Dazu werden I- und Y-Tapes eingesetzt. Ein I-Tape wird für den Bereich der Kniescheibe etwa 10 bis 15 Zentimeter tief eingeschnitten. Die Basis wird im oberen Drittel des Oberschenkels angelegt und bei stark gebeugtem Knie bis zur Kniescheibe geklebt. Die beiden aufgeschnittenen Zügel werden um die Kniescheibe herumgelegt. Anschließend setzt man ein Y-Tape mit der Basis unterhalb der Kniescheibe. Die beiden Zügel dieses Tapes werden von unten um die Kniescheibe herumgeführt und überlappend auf die beiden zuerst geklebten Zügel gelegt. Abschließend wird ein weiteres I-Tape unterhalb der Kniescheibe als »Bewegungsbegrenzung« gesetzt.

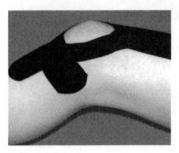

Trotz Schmerzlinderung aufgrund der Tapes sollte das Knie vorübergehend nicht zu stark belastet werden.

Eine Überbelastung des Kniebereichs sollte vermieden werden. Bei stärkeren Beschwerden muss das Kniegelenk für eine Weile geschont werden. An die Behandlung sollte sich ein stufenweise aufbauendes Krafttraining der Oberschenkelmuskulatur anschließen. Frauen ist das Tragen flacher Schuhe anzuraten.
Behandlungsdauer/-häufigkeit: einmalig – kurz – **mittel** – länger – andauernd

Kniescheibenspitzensyndrom (Patellarspitzensyndrom)

Problembeschreibung: Durch eine Entzündung verursachte Reizung der Kniescheibensehne am unteren Pol der Kniescheibe, häufig verbunden mit einer Reizung der Knochenhaut der Kniescheibe bei gleichzeitiger Verdickung des Fettkörpers. Es treten starke Schmerzen an der Kniescheibe auf, vor allem beim Strecken. Das Knie ist gerötet und fühlt sich warm an.

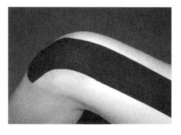

Das I-Tape reicht von unterhalb des Knies bis zum oberen Drittel des Oberschenkels.

Ursache: Besonders Sportler kann es treffen, wenn beim Hoch- und Weitsprung oder beim Tennis die Sehnen zu stark beansprucht werden. Auch statische Fehlbelastungen können die Krankheit verursachen, ebenso wie ein Ungleichgewicht der Muskelbalance zwischen Beuger und Strecker oder eine Knorpelschädigung an der Kniescheibe.

Medical Taping: Ein I-Zügel, dessen Basis im oberen Drittel des Oberschenkels klebt, wird bei stark gebeugtem Knie über die Kniescheibe in Richtung Schienbein geführt. Das bedeutet im Gegensatz zu anderen Behandlungen des Knies, bei denen ein Y-Tape eingesetzt wird: Das geschlossene I-Tape wird über das gesamte Knie geführt. In der Streckung des Beines wird die Knie-

scheibe durch die Zugrichtung des Tapes am unteren Pol kräftig angehoben.
Die eintretende Schmerzlinderung ist eine Folge der Anregung des Lymph- und des Blutsystems. Weiterhin wird eine Entlastung der Oberschenkelmuskulatur und dadurch auch der dazugehörigen Patellarsehne erreicht.
Behandlungsdauer/-häufigkeit: einmalig – **kurz** – **mittel** – länger – andauernd

Knorpelerweichung der Kniescheibe (Chondropathia patellae)

Problembeschreibung: Nach einer Auffaserung des Knorpels unterhalb der Kniescheibe kommt es zu einer Erweichung desselben. Die Folge sind Schmerzen im Knie, die häufig nach Bergabgehen oder längerem Sitzen auftreten, aber auch nach Abwinkeln der Beine im Schlaf. Die Knorpelerweichung ist häufig eine Vorstufe der Kniearthrose.

Ursache: Die Chondropathia patellae tritt bevorzugt bei jungen Frauen auf, doch auch junge Männer sind während des Wachstumsschubes in der Pubertät betroffen. Fehlbildungen oder Fehlstellungen der Kniescheibe begünstigen die Knorpelerweichung. Ständige Überbeanspruchung der Kniescheibe bei knienden Tätigkeiten, wie sie beispielsweise Fliesenleger ausüben, kann die Erkrankung ebenfalls auslösen.

Medical Taping: Durch Anliften der Kniescheibe wird der darunter liegende Knorpel entlastet. Dazu werden I- und Y-Tapes eingesetzt. Ein I-Tape wird für den Bereich der Kniescheibe etwa 10 bis 15 Zentimeter tief eingeschnitten. Die Basis wird im oberen Drittel des Oberschenkels angelegt und bei stark gebeugtem Knie bis zur Kniescheibe geführt. Die beiden aufgeschnittenen Zügel werden um die Kniescheibe herumgelegt. Anschließend

Schmerzen nach längerem Sitzen

Ständige Überbeanspruchung im Beruf

setzt man ein Y-Tape mit der Basis unterhalb der Kniescheibe. Die beiden Zügel dieses Tapes werden von unten um die Kniescheibe herumgeführt und überlappend auf die beiden zuerst geklebten Zügel gelegt. Abschließend wird ein weiteres I-Tape unterhalb der Kniescheibe als »Bewegungsbegrenzung« gesetzt.
Überlastungssituationen im Kniebereich sollten vermieden werden. Bei stärkeren Beschwerden muss das Kniegelenk für eine Weile geschont werden. An die Behandlung sollte sich ein stufenweise aufbauendes Krafttraining der Oberschenkelmuskulatur anschließen. Frauen ist das Tragen flacher Schuhe anzuraten.

Überlastungen im Kniebereich vermeiden

Behandlungsdauer/-häufigkeit: einmalig – kurz – **mittel** – länger – andauernd

Schmerzende Achillessehne (Achillodynie)

Problembeschreibung: Schmerzen im Fuß, im Bereich der Achillessehne. Die Achillodynie beginnt meist mit einem Anspannungs- und Dehnungsschmerz, der ohne Behandlung in einen Dauerschmerz übergeht. Die Achillessehne ist die größte und stärkste Sehne unseres Körpers, sie leistet ständig Schwerstarbeit, indem sie uns bei jedem Schritt gegen die Schwerkraft abhebelt.

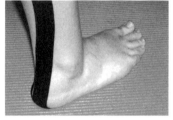

Ein Y-Tape zur Entlastung der Achillessehne

Ursache: Einseitige Bewegungsabläufe, Verletzungen von außen (Trauma), natürliche Abnutzung, auch Überbelastung.

Medical Taping: Von der Fußsohle ausgehend, wird ein weit aufgeschnittenes Y-Tape bis in die Kniekehle geklebt. Die Basis wird dabei in die Fußsohle gesetzt, wobei der geschlossene Teil am hinteren Fersenbein endet. Von dort wird mit den beiden Zügeln der Muskelbauch des Zwillingswadenmuskels geklebt. Die Zügel enden unterhalb der Kniekehle und werden dort zusammengeführt, sodass eine Ellipse entsteht.

Medical Taping schafft durch die Möglichkeit ständiger Bewegung eine bessere Durchblutung und macht das Gewebe um die Achillessehne wieder weich.

Behandlungsdauer/-häufigkeit: einmalig – kurz – **mittel** – länger – andauernd

Sprunggelenkverletzung

Problembeschreibung: Das Sprunggelenk verbindet das untere Ende des Unterschenkels mit dem Fuß. Eine Anzahl von Bändern hält das obere Sprunggelenk, die Verbindung zwischen Sprungbein und Unterschenkelknochen. Das obere Sprunggelenk wird häufig beim Sport verletzt. Dabei werden beim Umknicken des Fußes unterschiedliche Bandstrukturen gedehnt und das Gelenk dadurch gelockert. Bei zu starker Dehnung reißen die Bänder, es kann gleichzeitig zu einem Knöchelbruch oder zur Absprengung von knöchernen Anteilen kommen. Man unterscheidet zwischen einem so genannten Supinationstrauma (Umknicken des Fußes nach innen) und einem Pronationstrauma (Umknicken nach außen).

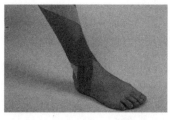

Das Ankletape war das Tape des Jahres 2003!

Ursache: Beim Umknicken werden – je nach Art des Unfalls – unterschiedliche Bandstrukturen des oberen Sprunggelenks verletzt. Das Supinationstrauma dehnt die Bänder des Außenknöchels. Dies bewirkt eine Lockerung des Sprunggelenks, das an Halt verliert. Meist reißen dabei lokale Blutgefäße, eine starke Schwellung in diesem Bereich ist die Folge.

Medical Taping: Bevor das Medical Taping zum Einsatz kommt, muss zum Ausschluss von knöchernen Verletzungen das obere Sprunggelenk geröntgt werden.

Haben diese Aufnahmen keinen Bruch sichtbar gemacht, kann mit dem Ankletape und weiteren I-Zügeln die Verletzung versorgt werden. Das Ankletape ist ein mechanisches Tape, das mit der Basis am äußeren Knöchel angesetzt und mit 100-prozentigem Zug spiralförmig zum Schienbein gezogen wird. Zwei weitere I-Zügel werden um das obere Sprunggelenk geklebt, um die Bewegung des Fußes nach außen oben zu unterstützen und zu trainieren (Propriozeption).

Ankletape mit 100-prozentigem Zug

Durch den 100-prozentigen Zug wird der äußere Knöchel nach hinten bewegt. Das bringt das Gelenk in eine neue Position, in der die gelenkig miteinander verbundenen Knochen (Schienbein und Wadenbein) sich wieder ohne Probleme bewegen können. Die beiden weiteren Zügel regen die Durchblutung und das lymphatische System an und regulieren recht schnell eine vorhandene Schwellung. Am folgenden Tag sollte das Supinationstrauma mit Schwellung neu versorgt werden, da der abgeschwollene Fuß die elastischen Klebebänder in ihrer Wirkung nicht mehr voll arbeiten lässt. Ein neuer Reiz für das obere Sprunggelenk ist sinnvoll und in seiner Wirkung sensationell.
Dieses Tape war das Tape des Jahres 2003.
Behandlungsdauer/-häufigkeit: einmalig – **kurz** – **mittel** – länger – andauernd

Unruhige Beine (Restless-Legs-Syndrom, Anxietas tibiarum)

Problembeschreibung: Obgleich sehr viele Menschen von der bereits vor 300 Jahren beschriebenen Krankheit betroffen sind, ist sie relativ unbekannt. Es wird geschätzt, dass sieben Prozent der männlichen und 13 Prozent der weiblichen Bevölkerung darunter lei-

Eine schon vor 300 Jahren beschriebene Krankheit

Krankheitsbilder im Einzelnen: Ursachen und Hilfe

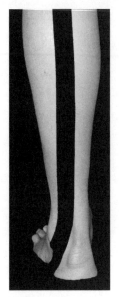

Restless-Legs-Betroffene sollten bestimmte Genussmittel meiden.

den. Besonders häufig tritt die Erkrankung nach dem 65. Lebensjahr auf. In der Medizin hat sich die Bezeichnung Restless Legs eingebürgert. Das Leiden ist mit starker Bewegungsunruhe in den Beinen verbunden, insbesondere nachts. Zeitweise kommt es auch zu starken Schmerzen in den Beinen.

Ursache: Die genaue Ursache für die Krankheit ist nicht bekannt. Man weiß allerdings, dass sie durch Kältereize, Blutarmut, Durchblutungsstörungen, Nerven- und Muskelerkrankungen sowie Alkoholismus, Vitaminmangel und auch Schwangerschaft begünstigt werden kann. Unruhige Beine können erblich sein; sie können als eigenständige Krankheit oder als Folge einer anderen Erkrankung auftreten.

Medical Taping: Zur Grundversorgung der Beine wird ein halbiertes I-Tape (Längsschnitt) auf beiden Seiten des Körpers vom Fuß bis auf Höhe der Lendenwirbelsäule geklebt. Zusätzlich kommt ein Stern in die Lendenwirbelsäule.

In jedem Fall empfiehlt es sich für Betroffene, Alkohol, Nikotin, Koffein, Kohlensäure sowie Süßstoffe (Aspartam) und Geschmacksverstärker (Glutamat) zu meiden. Diese Stoffe stehen im Verdacht, Restless Legs zu fördern.

Behandlungsdauer/-häufigkeit: einmalig – kurz – **mittel** – **länger** – andauernd

Vordere Kreuzbandplastik (VK-Plastik)

Problembeschreibung: Das vordere und auch das hintere Kreuzband sind die Stützpfeiler des Kniegelenkes. Eine Verletzung des vorderen Kreuzbandes ist viel häufiger als die des hinteren. Kniegelenkverletzungen gehen immer häufiger mit Verletzungen des vorderen Kreuzbandes einher.

Ursache: Bei einer Verletzung des vorderen Kreuzbandes werden häufig zugleich weitere Strukturen des Kniegelenkes wie Knorpel, Meniskus oder Seitenbänder beschädigt.

Medical Taping: In der Nachsorge hat es sich bewährt, so schnell wie möglich mit den elastischen Klebepflastern zu arbeiten. Bei jedem Taping wird das körpereigene Heilungssystem aktiviert, sodass der Heilungsprozess deutlich schneller voranschreitet. Patienten mit MTC-Versorgung haben weniger muskuläre Einschränkungen und sind somit in ihrer Bewegung belastbarer. Alle Strukturen, die das Kniegelenk versorgen, können getapet werden. Die Oberschenkelmuskulatur, die rückwärtige Beugemuskulatur, die seitlichen Bänder oder die Sehnenansätze am Kniegelenk. Weiterhin können postoperativ die Narben behandelt werden. Oftmals kommt es bei den Patienten nach sechs bis acht Wochen zu einer Narbenverklebung. Um diese zu verhindern, können in der Nachsorge die entstandenen Narben rechtzeitig getapet werden. Das gebildete Narbengewebe wird elastisch und kann die Bewegungen im Kniegelenk besser mitmachen.

Behandlungsdauer/-häufigkeit: einmalig – **kurz** – **mittel** – länger – andauernd

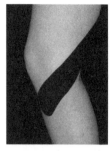

Die Nachsorge einer Kreuzbandplastik mit Tapes verhindert die Bildung starrer Narben.

Fallbericht: Trotz Kniegelenkarthrose wieder auf Wanderschaft

»Es war ein Fehler. Aber es hat sich gelohnt.« Joachim Goldberger, 61, weiß, dass er sich dauerhaft mehr zugemutet hat, als er sich eigentlich hätte erlauben dürfen. Mit ein bisschen mehr Rücksichtnahme auf seine körperliche Verfassung wäre er nicht von Norddeutsch-

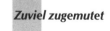

Zuviel zugemutet

Krankheitsbilder im Einzelnen: Ursachen und Hilfe

land bis nach Österreich gewandert. In Etappen zwar, aber auf dieser Strecke gibt es nicht einen Meter, den er nicht unter seine Füße genommen hätte. Mit Knien, die von Kindheit an geschädigt sind.

Die Diskrepanz zwischen Wollen und Können

Die Diskrepanz zwischen Wollen und Können bewältigt jeder auf seine Weise. Je nach Veranlagung ist der eine nur zu gerne bereit, sich hinter dem »Das kann ich nicht – das macht mein Körper nicht mit« zu verstecken und auch in etwas Bequemlichkeit auszuweichen. Der andere macht sich das Leben schwerer und verlangt gerade die Dinge von sich, von denen der Körper sagt: »Das kann ich nicht.«

Joachim Goldbergers Körper hatte schon früh »Das kann ich nicht« gesagt. Elf Jahre war Joachim Goldberger alt, als ihm bei einem Waldspaziergang plötzlich das rechte Bein wegknickte. Das Knie wurde dick und tat weh. Zwei Tage später schmerzten beide Knie.

Eine unbekannte Krankheit

Jugendrheuma

Der Junge wurde zum Arzt geschickt. Offenbar war das ein guter Arzt, denn er diagnostizierte auf Jugendrheuma. Die rheumatoide Arthritis war damals ein noch weitaus weniger bekanntes Krankheitsbild als heute. Heute weiß man, dass

- daran jährlich 16 000 Kinder in Deutschland erkranken, Rheuma nach Allergien die zweithäufigste Erkrankung im Kindesalter ist,
- die Krankheit einen genetischen Ursprung hat,
- Mumps oder Röteln die Auslöser sein können,
- erbliche Faktoren eine Rolle spielen können und auch
- eine die Gesundheit beeinträchtigende Umwelt die Krankheit zu Folge haben kann.

Fallbericht

Das alles war wenig bekannt, als die Krankheit bei Joachim Goldberger zum ersten Mal auffällig wurde. Seine Umwelt nahm die Beschwerden weniger ernst, als sie es verdient gehabt hätten. Der Junge konnte die Knie nur unter äußersten Schmerzen gerade biegen, also gab er dem Schmerz nach und ging mit krummen Knien. Das brachte ihm bald Spott ein, also kämpfte er gegen den Schmerz an und takste mit zwar nun geraden, aber möglichst steifen Beinen umher.

Zum Schmerz kam der Spott

Das ist einer der Gründe, warum die Juvenile Chronische Arthritis bei Kindern häufig erst spät oder auch gar nicht entdeckt wird: Die Kinder klagen wenig, »verstecken« sich hinter einer Schonhaltung, in der sie dem Schmerz ausweichen können.

Krank ins Abseits

Bei Joachim Goldberger entwickelten sich die Dinge wie bei vielen anderen Kindern, die von dieser Krankheit betroffen sind: Sie geraten ins Abseits. Weil die Menschen der nächsten Umgebung häufig denken, Rheuma sei eine Krankheit, unter der bekanntermaßen ausschließlich ältere Menschen leiden, aber keinesfalls Kinder oder Jugendliche. Darum wird auf die erkrankten Kinder weniger Rücksicht genommen. Die Umwelt reagiert im Gegenteil mit Unverständnis, wenn diese Kinder nicht so spielen und tollen wie andere. Schließlich sehen die Gelenke der Kinder »ganz normal« aus, durch nichts ist zu erkennen, dass sie geschädigt sind. Wie also soll erklärt werden, wenn beim Spielen oder in der Schule nicht alles mitgemacht werden kann? Zum Beispiel die Sache mit dem Sportunterricht. Von dem wurde Joachim Goldberger mit ärztlichem Attest befreit. Damit hatte er einmal mehr den Stempel »Drückeberger« weg. Das aber wollte der Junge nicht. Er war

Die Umwelt reagiert mit Unverständnis

Krankheitsbilder im Einzelnen: Ursachen und Hilfe

kein Drückeberger. Und als der Sportlehrer sagte, »Gut, Geräteturnen, das sehe ich ein, das musst du nicht mitmachen, aber wenigstens ein paar Runden laufen, das kannst du doch wohl«, da machte Joachim Goldberger mit. Ausgerechnet beim Laufen!

Der Krankheit Paroli bieten

Ein dauerhaftes Leiden

Bei jedem fünften an chronischem Rheuma erkrankten Kind wird daraus ein dauerhaftes Leiden. Es begleitet die Betroffenen ein Leben lang. Joachim Goldberger gehörte dazu. Aber auch die Erfahrungen und Verhaltensweisen aus den frühen Jahren begleiteten ihn ein Leben lang. Das bedeutete: Nichts auf die Beschwerden geben, sie ignorieren, wegstecken, wenn es phasenweise besonders schlimm wurde, sie hinter einer erprobten Schonhaltung verstecken. Und das bedeutete auch: der Krankheit Paroli bieten. Joachim Goldberger wurde ein begeisterter Wanderer. Lange Strecken lief er durch die schöne Natur, auf immer neuen Wegen, im Gebirge bergauf und – schlimmer noch – bergab. Wenn die Knie dann schmerzten, wurde ihnen allenfalls eine kurze Pause bewilligt. Es war wie früher beim Sportunterricht: Goldberger wollte kein Drückeberger sein – er lief.

Für die Seele waren die Wanderungen gut

Für die Seele waren die Wanderungen gut. Für die Knie nicht. Gelegentlich, wenn die Belastungen besonders groß gewesen waren und die Knie über lange Zeit extrem schmerzten, zog Joachim Goldberger einen Arzt zu Rate. Selten zwar – aber mit zunehmendem Alter und stärker werdenden Problemen dann doch etwas häufiger. Was die Ärzte ihm sagen würden, wusste er allerdings immer schon vorher: »Das ist eine Arthrose. In Ihrem Alter ist das kein Wunder. Der Verschleiß kommt mit der Zeit.«

Und dann wiesen sie auf die Röntgenbilder, zeigten, wo die schmerzhafte Reibung im Gelenk entstehe, wo der Knorpel »aber so etwas von aufgebraucht« sei, »da kann man nichts machen«. Und als ob das Jugendrheuma heute noch so unbekannt wäre wie damals vor 50 Jahren, schenkten die Orthopäden dem Hinweis auf die vorausgegangene Arthritis wenig Interesse.

Ging es dann den Knien wieder besser, setzte Joachim Goldberger seinen Weg fort. Er hatte sich vorgenommen, einmal ganz Deutschland von Norden nach Süden zu durchwandern. Die letzte Etappe, mit schwerem Gepäck durch den Bayrischen und den Böhmerwald, war dann endgültig zu viel für seine Knie: Zwei Tagesmärsche hinter der österreichischen Grenze musste Goldberger die Wanderung abbrechen.

Als die Knie nicht mehr mitmachten

Wieder war ein Besuch beim Orthopäden fällig, und wieder wurde dem Patienten gesagt: »Lassen Sie das Knie operieren. Das ist heute ganz einfach und Routine. Etwas anderes hilft nicht mehr.«

Das aber wollte Joachim Goldberger nicht.

Tape statt Operation

Schließlich hat er es mit einer Behandlung nach dem Medical-Taping-Concept versucht. Das Knie werde drei- oder viermal geklebt, dann sei Wirkung spürbar, war ihm gesagt worden. Nicht ohne Eindruck war für ihn der Hinweis des Therapeuten gewesen, er habe »20 Patienten, die für eine Knieoperation in einer nahe gelegenen Spezialklinik vorgesehen gewesen waren, getapet. Von denen wurden in der Zwischenzeit zwei operiert. Die anderen 18 haben keine Beschwerden mehr. Dabei war auch eine Balletttänzerin, die tanzt jetzt wieder. Die Behandlung liegt zwei Jahre zurück, die Wirkung hält noch an.«

Tape statt OP

Goldberger hat sich die Knie tapen lassen. »Der Schmerz hat mich durch mein bisheriges Leben begleitet«, sagte er, »wenn er jetzt etwas genommen werden kann, ist das bereits ein Erfolg.«

Wirkung mit Verzögerung

Nach dem ersten Tapen beider Knie verringerten sich die Schmerzen unwesentlich, dafür trat nach zwei Tagen ein leichter Schmerz unter der Ferse auf, der einen halben Tag anhielt. Nach vier Tagen deutete sich erstmals eine positive Entwicklung an, am fünften Tag war das Stechen in den Knien verschwunden, der sonst staksige Gang wurde leichter und flüssiger.

Nach sieben Tagen wurden die Tapes gewechselt. Bereits fünf Stunden später machte sich dieser Wechsel bemerkbar – negativ. Zuerst war ein Stechen im rechten Knie zu spüren, wenig später folgte das linke Knie. Nach und nach stellten sich die alten Beschwerden wieder ein. Diese negative Reaktion hielt die ganze Woche über an.

Der Therapeut erklärte, das sei zu erwarten gewesen, diese Probleme stimmten mit der vorausgesehenen Entwicklung überein.

Den Druck lösen

Beim Medical-Taping-Concept wird die Grundversorgung des Knies geklebt. Dabei werden die Weichteile entlastet.

Muskelverhärtung durch permanente Schonhaltung

Auf Dauer kommt es bei einer Arthrose zu Muskelverkrampfung und Muskelverhärtung, weil automatisch eine Schonhaltung eingenommen wird. Die Muskeln ziehen sich zusammen. Es entsteht ein Spannungsschmerz im Muskel, wenn der Unterschenkel nach hinten gedrückt wird.

Schließlich kommt es zu erheblichen Problemen, weil das Knie nicht mehr ausreichend bewegt werden kann.

Fallbericht

Dann gibt es Probleme bei geringen und bei starken Belastungen, beim Anziehen der Strümpfe, beim Treppensteigen.

Kinesio löst diese Muskelverkrampfung auf. Der Anpressdruck auf den Knorpel beziehungsweise die unter der Kniescheibe liegende Gelenkfläche wird durch die Tapes verringert. Dabei wird die Kniescheibe von der Gelenkfläche genommen. Dies Anliften hebt die Reibung auf.

Anpressdruck auf den Knorpel verringern

Bei Kniegelenkarthrose wird die Behandlung des Knies auf drei bis vier Wochen angesetzt, wobei das Tape alle sieben Tage gewechselt wird.

Eine gute Bilanz

Die Reaktion der Knie auf die zweite Woche der Behandlung war für Joachim Goldberger enttäuschend gewesen. Doch offenbar hatte die Entlastung durch die Tapes so vorbereitend gewirkt, dass in der dritten Woche umgehend eine positive Wirkung eintrat. Dieser Effekt setzte sich in der vierten Woche fort.

Beobachtungen nach vier Wochen Medical Taping der Knie:

Die Wirkung nach vier Wochen

- Die Knie schmerzen nicht mehr bei jedem Schritt.
- Das steigen der Treppe fällt deutlich leichter.
- Nach längerem Sitzen waren die Knie vor der Behandlung steif gewesen, wie eingerostet. Sie mussten erst wieder mit Nachdruck in Bewegung gebracht werden. Diese Steifheit ist zwar auch nach vier Wochen der Behandlung noch vorhanden, doch sie lässt sich deutlich rascher überwinden.
- Der Gang ist leichter, der Ablauf der Bewegungen flüssiger. Das Bewegungsgefühl ist besser.
- Es dauert länger, bis die Knie ermüden. Die Wegstrecken mit schmerzfreien Knien sind länger.

Krankheitsbilder im Einzelnen: Ursachen und Hilfe

- Längeres Stehen oder sehr langsames Gehen belastet die Knie weiterhin.
- Auch auf hartem Untergrund können längere Wege gemacht werden.

Mit den Tapes den Schmerz bändigen

Joachim Goldberger hat einen weiten Weg unter Schmerzen gemacht. Aber er hat das Ziel erreicht, das sein Wille ihm gesetzt hat. »Und wenn ich mit den Tapes die Schmerzen bändigen kann«, sagt er, »habe ich mehr erreicht, als ich vor der Behandlung erwarten durfte.«

Anhang

Gut zu wissen: Stichworte, knapp erklärt

Adrenalin: In der Nebenniere produziertes Hormon. Wird bei Stress ausgeschüttet. Bewirkt Verengung der Blutgefäße, Beschleunigung des Herzschlages, Hemmung der Darmbewegung.
Allergie: Überempfindlichkeit gegen bestimmte Stoffe, z.B. Pollen, Staub oder Lebensmittelbestandteile.
Analgesie (Analgie): Aufhebung des Schmerzempfindens. Abgeleitet davon das Wort »Analgetika« für schmerzstillende Medikamente.
Applikation: Etwas »anwenden« oder »anfügen«. Im Zusammenhang mit dem Taping: das Anlegen des Tapes in einer vorgegebenen Form.
Arterie: Schlagader, auch Pulsader genannt. Arterien führen das Blut vom Herzen fort zu den Organen.
Bindegewebe: Körpergewebe, das Sehnen und Bänder bildet, Organe einhüllt und miteinander verbindet. Das faserige Bindegewebe besteht aus feinen, gebündelten Fibrillen und federnden Fasern.
Blockade: Im medizinischen Sinn die vorübergehende Ausschaltung von Verbindungen, z.B. zwischen Nerv und Muskel.
Chiropraktik: Aus den Vereinigten Staaten stammende Heilmethode, bei der durch verschobene Wirbelkörper verursachte Krankheiten mittels Massagegriffen beseitigt werden.

Faszie: Abgeleitet aus dem Lateinischen: »fascia« = die Binde. Die Bindegewebshaut, die Muskeln und Muskelgruppen umschließt.

Hormone: Stoffe, die die Organe zu bestimmten Reaktionen veranlassen. Das chemische Regulationssystem der Hormone hält die Organe in einem funktionellen Gleichgewicht.

Immunität: Auf natürliche oder künstliche Weise erworbene Unempfindlichkeit gegen Krankheitserreger und gegen Gifte, z.B. durch Antikörper.

Insuffizienz: Ungenügende Leistung eines Organs.

Kapillare: Feine Haargefäße, in die sich die Adern immer weiter aufteilen.

Kinesio: Kunstwort, zusammengesetzt aus den altgriechischen Wörtern »kinesis« für Bewegung und »logos« für Lehre.

Kontraindikation: »Gegenanzeige«, die eine ärztliche Maßnahme unter vorgegebenen Voraussetzungen ausschließt.

Kontraktion: Zusammenziehen (von Muskeln).

Ligament: Sehniges Band. Beim Taping ein Band, das nur Haltefunktion ausübt.

Liquor: Gehirn- und Rückenmarksflüssigkeit. Füllt die umgebenden Hohlräume aus. Bietet Schutz gegen Druck von außen und regelt den Stoffwechsel von Gehirn und Rückenmark.

Lymphatisches System: Teil des Gefäßsystems des Körpers. In die Lymphbahnen sind die Lymphgefäße als Reinigungsanlagen eingelassen.

Lymphe: Nahezu farblose Gewebeflüssigkeit, in der Zusammensetzung ähnlich dem Blutserum, enthält weiße Blutkörperchen.

Ödem: Krankhafte Ansammlung einer wasserähnlichen Flüssigkeit in den Gewebespalten.

Gut zu wissen: Stichworte, knapp erklärt

pH-Wert: Maßwert für die Konzentration freier Wasserstoff-Ionen.

Physiotherapie (auch physikalische Therapie): Anwendung physikalischer Mittel (u.a. Licht, Wärme, Kälte, Elektrizität) sowie aktiver und passiver Bewegungen in der Therapie. Die Physiotherapie und die physikalische Therapie haben das Ziel, Reize auf den Organismus auszuüben, wie sie auch in der Natur vorkommen. Abgeleitet von dem griechischen Wort »physis« = Natur.

Placebo: In Farbe und Geschmack einer Arznei nachgebildetes Präparat, das jedoch keinen Wirkstoff enthält.

Regeneration: Wiederherstellung nach einem Verlust (Verletzung oder Erschöpfung). Beim gesunden Menschen ist die Regeneration ein permanenter Prozess, bei dem u.a. Haut, Nägel, Haare ersetzt werden.

Rezeptoren: Zur Wahrnehmung äußerer Reize ausgebildete Organe (Nervenenden unter der Haut).

Tender Points: Druckschmerzpunkte bei der Fibromyalgie.

Triggerpoints: Druckschmerzpunkte.

Venen: Blutadern, in denen das Blut zum Herzen zurückgeführt wird.

Zügel: Tapebänder, die in unterschiedlichen Formen angelegt werden.

Wer hilft weiter? Adressen für zusätzliche Informationen

Praxisgemeinschaft für Physiotherapie
Katrin Breitenbach und Thomas Strelow
Immanuelkirchstr. 6
10405 Berlin
Tel.: +49 (0) 30/284 732 43
E-Mail: info@noraphysio.de

TZG Therapiezentrum Gericke
Ralph-E. Gericke, Physiotherapeut
Bahnhofstr. 1
22941 Bargteheide
Tel.: +49 (0) 4532/214 33 und 50 12 12
Fax: +49 (0) 4532/50 12 15
E-Mail: ralph.gericke@mtc-ng.com
Internet: *www.tzg-bargteheide.de*

Dr. Martin Lindig
Leiter der Schmerzambulanz
Universitätsklinikum Schleswig-Holstein
Campus Lübeck
Ratzeburger Allee 160
23562 Lübeck
Tel.: +49 (0) 451/500 32 86
Fax: +49 (0) 451/500 62 12
E-Mail: lindig@uni-luebeck.de
Internet: *www.schmerzambulanz.uni-luebeck.de*

Dr. Matthias Mrowka, Zahnarzt
Heiligengeiststr. 23
23843 Bad Oldesloe
Tel.: +49 (0) 4531/15 72
E-Mail: *DrMatsMrowka@aol.com*

Wer hilft weiter?

RehaMed Kiel
Nicolaus von Ketelhodt, Physiotherapeut
Olshausenstr. 71
24118 Kiel
Tel.: +49 (0) 431/380 14 47
Fax: +49 (0) 431/380 14 51
Internet: *www.rehamed-kiel.de*

Annemarie Többen, Physiotherapeutin
Dr. Karol Stiebler, Arzt
Knappschaftskrankenhaus Bochum-Langendreer,
Universitätsklinik
In der Schornau 23–25
44892 Bochum
Tel.: +49 (0) 234/299-32 40 oder 299-32 41
Internet: *www.kk-bochum.de*

Dr. Wulf Henning, Dr. Bernd Grewe, Dr. Knut Zeggel
Fachärzte für Orthopädie
Ludgeriplatz 11
48151 Münster
Tel.: +49 (0) 251/52 40 16
Fax: +49 (0) 251/52 78 05
E-Mail: praxis@henning-grewe-zeggel.de
Internet: *www.henning-grewe-zeggel.de*

Markus Rummel
Facharzt für Allgemeinmedizin
Auf dem Stein 1
56346 Prath
Tel.: +49 (0) 6771/83 48
Fax: +49 (0) 6771/948 67
E-Mail: schmerzinfoline@yahoo.de
Internet: *www.schmerz-infoline.de*

Anhang

Physio-Fit
Guerino Iannucci
Geibitzweg 25
85661 Forstinning
Tel.: +49 (0) 8121/22 16 76
E-Mail: Jannucci@vr-web.de

Thomas Metzger, Physiotherapeut
Hauffstr. 2
73525 Schwäbisch Gmünd
Tel.: +49 (0) 7171/18 15 26
Fax: +49 (0) 7171/667 55
E-Mail: info@mtc-sg.de
Internet: *www.mtc-sg.de*

Natura fit •
Gesundheitstraining und Therapie
Thomas Beisswenger
Gerberstr. 3
74635 Kupferzell
Tel.: +49 (0) 7944/94 27 87
E-Mail: beisswenger@naturafit-online.de

Praxis für Physiotherapie & Osteopathie
Marco & Petra Schuurmans Stekhoven
Klausstr. 44
CH-8008 Zürich
Tel.: +41 044/383 12 11
Fax: +41 044/383 19 33
E-Mail: stekhoven@swissonline.ch
Internet: *www.physiotherapie-zuerich.ch*

Literaturverzeichnis

Arendt, Wolfgang: Sportschäden, Sportverletzungen, Pflaum Verlag, München 1990
Bihlmaier, S.: Die Akupunktur, Springer Verlag, Berlin 2003
Bos, Eric ten: Einführung in die Kinesio Tape Methode, Eigenverlag, Hörstel 1998
Brokmeier, A.A.: Manuelle Therapie, Enke Verlag, Stuttgart 1995
Bschaden, J.: Shen-Akupunktur, Springer Verlag, Berlin 2001
Butler, David S.: Mobilisation des Nervensystems, Springer Verlag, Berlin 1994
Camrath, Joachim-E.: Physiotherapie, Thieme Verlag, Stuttgart 1983
Cernaj, Dr. Ingeborg: Gelenkerkrankungen erfolgreich behandeln, Südwest Verlag, München 1996
Cotta/Heipertz/Hüter-Becker/Rompe (Hrsg.): Krankengymnastik, Thieme Verlag, Stuttgart 1986
Daniels, L./Worthingham, C.: Muskelfunktionsprüfung, Gustav Fischer Verlag, Stuttgart 1976
Dejung, B./Gröbli, C./Colla, F./Weissmann, R.: Triggerpunkt-Therapie, Huber Verlag, Bern 2003
Dobler, G./Birkholz, W.: Gesundheit maßgeschneidert – mit dem Muskeltest, VAK Verlag, Kirchzarten 1999
Dobner, H.-J./Perry, G.: Biomechanik für Physiotherapeuten, Hippokrates Verlag, Stuttgart 2001
Ehricht, H. G.: Die Wirbelsäule in der Sportmedizin, Johann Ambrosius Barth, Leipzig 1984
Eisingbach/Klümper/Biedermann: Sportphysiotherapie und Rehabilitation, Thieme Verlag, Stuttgart 1988
Erikson, B., u.a.: Sport, Krankheit und Medikament, Deutscher Ärzte-Verlag, Köln 1989

Faller, Adolf: Der Körper des Menschen, Thieme Verlag, Stuttgart 1974
Föld, M.: Lehrbuch der Lymphologie, Urban & Fischer Verlag, München 2002
Franke, K.: Traumatologie des Sports, VEB Volk und Gesundheit, Berlin 1986
Grüber, Dr. Isa: Kinesiologie – Innere Blockaden aufspüren und lösen, Südwest Verlag, München 2004
Gunnari/Evjenth/Brady: Allround-Fitness, Rowohlt, Reinbek 1992
Herpertz, U.: Ödeme und Lymphdrainage, Schattauer GmbH, Stuttgart 2003
Hochschild, J.: Strukturen und Funktionen begreifen, Thieme Verlag, Stuttgart 2002
Hüter-Becker/Schwewe/Heipertz (Hrsg.): Physiotherapie, Thieme Verlag, Stuttgart 1996
Jesel, M.: Neurologie für Physiotherapeuten, Thieme Verlag, Stuttgart 2004
Jonath/Krempel: Konditionstraining, Rowohlt, Reinbek 1981
Kapandji: Funktionelle Anatomie der Gelenke, Band I–III, Enke Verlag, Stuttgart 1985
Kase, K./Wallis, J.: Kinesio Taping – Correction Application Techniques, Ken Ikai Information, Tokio 2000
Kase, K./Wallis, J./Kase, T.: Clinical Therapeutic Application of the Kinesio Taping Method, Ken Ikai Information, Tokio 2003
Kase, K.: Advanced Kinesio Taping Technique, Kinesio Taping Association, Tokio 1998
Kase, Kenzo: Illustrated Kinesio Taping, Ken Ikai, Tokio 1994
Kase, Kenzo: Kinesio Taping Perfect Manual, Kinesio Taping Association, 1996

Literaturverzeichnis

Kempf, Hans-Dieter: Die Rückenschule, Rowohlt, Reinbek, 1993
Kempf/Fischer: Rückenschule für Kinder, Rowohlt, Reinbek 1994
Krejci/Koch: Muskelverletzungen und Tendopathien der Sportler, Thieme Verlag, Stuttgart 1982
Kreuzriegler/Gollner: Hilfe nach Sportverletzungen, Sportinform Verlag, Oberhaching 1990
Lagerström, D./Völker, K: Freizeitsport – Charakteristik, Durchführung und präventive Wertigkeit, Perimed Fachbuch, Erlangen 1983
Maitland, G.: Manipulation der peripheren Gelenke, Springer Verlag, Berlin 1996
Maitland, G.: Manipulation der Wirbelsäule, Springer Verlag, Berlin 1994
Margaria, R.: Energiequellen der Muskelarbeit, Johann Ambrosius Barth, Leipzig 1982
Montag/Asmussen: Funktionelle Verbände am Bewegungsapparat, Beiersdorf, Hamburg 1891
Muschinksky, B.: Massagelehre in Theorie und Praxis, Gustav Fischer Verlag, Stuttgart 1984
Poeck, K.: Neurologie, Springer Verlag, Berlin 1992
Schoberth, H.: Die konservative Behandlung von degenerativen Wirbelsäulenerkrankungen, Medizinisch Literarische Verlagsgesellschaft, Uelzen 1990
Schwin, P.: Faszien- und Membrantechnik, Urban & Fischer Verlag, München 2003
Sielmann, Dr. Dieter: Schmerztherapie des 21. Jahrhunderts, Books on Demand, Norderstedt 2003
Sielmann/Christiansen: Medi-Taping, Karl F. Haug Verlag, Stuttgart 2004
Sijmonsma, J.: MTC-Manual, Fysioair, Hilversum 2004
Sobotta, J./Becher, H.: Atlas der Anatomie des Menschen, Urban & Schwarzenberg, Berlin 1973

Travell, J.G./Simons, D.G.: Handbuch der Muskel-Triggerpunkte, Gustav Fischer Verlag, Stuttgart 2000

Weimann, Georg: Neuromuskuläre Erkrankungen, Pflaum Verlag, München 1994

Weineck, J.: Sportanatomie, Perimed, Balingen 1994

Wittlinger, H. und C.: Lehrbuch der manuellen Lymphdrainage nach Dr. Vodder, Haug Verlag, Stuttgart 1996

Wülker, Nikolaus, u. a.: Konservative Therapie von Schultererkrankungen, Georg Thieme Verlag, Stuttgart 1992